Le plan ayurveda

Photos : Winfried Heinze et Nicki Dowey
Conception graphique : Sue Miller

**Catalogage avant publication
de la Bibliothèque nationale du Canada**

Selby, Anna

Le plan ayurveda : harmonie du corps et de l'esprit

Traduction de : *Home Ayurveda Spa*

1. Ayurveda – Ouvrages de vulgarisation.   2. Esprit et corps.
I. Titre.

R606S4414 2004   615.5'3   C2003-942172-4

Dépôt légal : 1er trimestre 2004
Bibliothèque nationale du Québec

ISBN 2-7619-1863-0

DISTRIBUTEURS EXCLUSIFS :

• Pour le Canada
et les États-Unis :
MESSAGERIES ADP*
955, rue Amherst
Montréal, Québec
H2L 3K4
Tél. : (514) 523-1182
Télécopieur : (514) 939-0406
* Filiale de Sogides ltée

• Pour la France et les autres pays :
INTERFORUM
Immeuble Paryseine, 3, Allée de la Seine
94854 Ivry Cedex
Tél. : 01 49 59 11 89/91
Télécopieur : 01 49 59 11 96
Commandes :   Tél. : 02 38 32 71 00
                Télécopieur : 02 38 32 71 28

• Pour la Suisse :
INTERFORUM SUISSE
Case postale 69 - 1701 Fribourg - Suisse
Tél. : (41-26) 460-80-60
Télécopieur : (41-26) 460-80-68
Internet : www.havas.ch
Email : office@havas.ch
DISTRIBUTION : OLF SA
Z.I. 3, Corminbœuf
Case postale 1061
CH-1701 FRIBOURG
Commandes :   Tél. : (41-26) 467-53-33
                Télécopieur : (41-26) 467-54-66
                Email : commande@ofl.ch

• Pour la Belgique et le Luxembourg :
INTERFORUM BENELUX
Boulevard de l'Europe 117
B-1301 Wavre
Tél. : (010) 42-03-20
Télécopieur : (010) 41-20-24
http ://www.vups.be
Email : info@vups.be

Pour en savoir davantage sur nos publications,
visitez notre site : **www.edhomme.com**
Autres sites à visiter : www.edjour.com • www.edtypo.com
www.edvlb.com • www.edhexagone.com

Gouvernement du Québec – Programme de crédit d'impôt
pour l'édition de livres – Gestion SODEC –
www.sodec.gouv.qc.ca

L'Éditeur bénéficie du soutien de la Société de développement
des entreprises culturelles du Québec pour son programme
d'édition.

Nous reconnaissons l'aide financière du gouvernement du
Canada par l'entremise du Programme d'aide au développement de l'industrie de l'édition (PADIÉ) pour nos activités
d'édition.

Anna Selby
consultant : Ian Hayward

Le plan ayurveda

Harmonie du corps et de l'esprit

Traduit de l'anglais par Jean Bouchart d'Orval

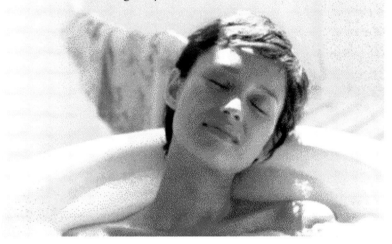

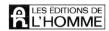
LES ÉDITIONS DE
L'HOMME

Table des matières

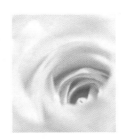

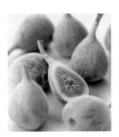

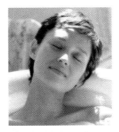

Introduction

L'AYURVEDA EST L'UN DES PLUS ANCIENS SYSTÈMES DE SOINS DE SANTÉ SUR TERRE. IL A ÉTÉ MIS AU POINT IL Y A AU MOINS 5 000 ANS ET, DEPUIS LORS, ON N'A JAMAIS CESSÉ D'Y AVOIR RECOURS. ON RECONNAÎT DÉSORMAIS L'AYURVEDA COMME L'ANCÊTRE DE TOUTES LES MÉDECINES ORIENTALES, ET PEUT-ÊTRE MÊME COMME LA SOURCE DE LA MÉDECINE OCCIDENTALE. IL EST ENCORE LE SYSTÈME LE PLUS UTILISÉ EN INDE ET L'ORGANISATION MONDIALE DE LA SANTÉ LE CONSIDÈRE COMME L'UNE DES PRINCIPALES DISCIPLINES EN MATIÈRE DE SOINS DE SANTÉ.

Le sens littéral du mot ayurveda est « la science de la vie » : le mot sanskrit *ayu* veut dire « vie » et *veda* signifie « connaissance ». Comme son nom le suggère, l'ayurveda est un corpus de connaissances — de sagesse — qui couvrent tous les aspects de notre vie : il est holistique dans le véritable sens du mot. Contrairement à la médecine allopathique occidentale, qui se penche depuis toujours sur le soulagement des symptômes, l'ayurveda ne vise pas uniquement à éradiquer les causes sous-jacentes de la maladie, mais il s'inscrit dans une perspective beaucoup plus profonde : il crée un équilibre dans le corps et dans l'âme, ce qui protège efficacement contre la maladie.

Prévenir plutôt que guérir

Selon l'ayurveda, la prévention de la maladie est encore plus importante que sa guérison. En Occident, nous sommes accoutumés à une attitude mécaniste face au corps : nous l'envisageons comme une chose à réparer lorsqu'elle fonctionne mal, tout comme une pièce de machinerie. Nous avons l'habitude de prendre des médicaments et de subir des opérations chirurgicales pour vaincre une maladie ou freiner des symptômes très spécifiques. À première vue, quelques-unes des méthodes préventives de l'ayurveda peuvent donc paraître étranges. Grâce à la popularité croissante des thérapies complémentaires et holistiques, la plupart d'entre nous ont pris conscience de l'importance vitale de la diète et de l'exercice dans le maintien d'une bonne santé. En plus de ces disciplines, l'ayurveda en ajoute d'autres qui peuvent sembler peu pertinentes à votre santé, comme la méditation, la manière dont vous vivez votre journée, des techniques de respiration et vos rapports avec la nature.

Cependant, selon l'ayurveda, tout est relié à votre état de santé. Il vous voit non seulement sous un éclairage holistique — en ayurveda, il n'existe aucune barrière entre le corps, le mental et l'esprit —, mais aussi comme partie intégrante de l'environnement, de la nature et de l'univers entier. Pour être en santé et heureux, vous devez être en harmonie non seulement avec vous-même, mais également avec le monde qui vous entoure.

L'harmonie et l'équilibre : voilà la base de l'ayurveda et le centre où il revient toujours. Le principe est simple : après tout, les gens à l'aise avec eux-mêmes et avec leur entourage sont généralement plus heureux et moins vulnérables au stress que ceux qui entretiennent des relations conflictuelles avec le monde. L'ayurveda fait de ce sentiment d'harmonie un but vers lequel vous pouvez progresser, étape par étape, à mesure que vous comprenez et que vous expérimentez le fonctionnement du corps et du mental ainsi que quelques lois essentielles de la nature. Lorsque vous promenez un regard sur la vie et la nature avec les yeux de l'ayurveda, vous les voyez de manière très différente. Bien que ses préceptes de base soient simples et directs, ils peuvent transformer radicalement votre santé et votre sentiment de bien-être.

L'ayurveda en Occident

Vu la puissance de l'ayurveda, il peut paraître étrange qu'il n'ait eu que peu d'incidence en Occident. Plusieurs raisons expliquent ce phénomène. Sous l'empire britannique, on a introduit en Inde les pratiques médicales occidentales et de nombreux Indiens se sont mis à considérer l'ayurveda, au mieux, comme un système de soins de seconde classe et, au pire, comme un système de croyances vaguement superstitieuses. Étant donné le peu d'estime que lui témoignaient les Indiens, il y avait très peu de chances pour qu'on se mette à le considérer avec plus de respect à l'extérieur de sa contrée natale.

Mais depuis quelques années, certains enseignants et pratiquants ayurvédiques (dont les plus connus sont le Maharishi, Deepak Chopra, Vasant Lad et David Frawley) sont retournés aux enseignements originaux des rishis (les sages illuminés des antiques textes védiques). Ce système de soins de santé hautement sophistiqué et efficace est finalement sorti de son ombre folklorique pour jouir d'une renaissance bien méritée. Cependant, en Occident, il ne s'est pas encore imposé comme on aurait pu le croire. C'est qu'on le considère encore comme faisant partie d'une philosophie et d'un style de vie très indiens. Les Occidentaux s'imaginent que l'ayurveda exige d'adopter une diète indienne, de se soumettre à d'affreux traitements purgatifs et de s'adonner au moins à la position du lotus, sinon à une religion et à une culture entières. Ce sont évidemment des changements auxquels la plupart d'entre nous ne sont pas prêts à se soumettre.

L'ayurveda européen

Pourtant, aucun de ces changements radicaux n'est nécessaire, car l'ayurveda est universel. C'est ici qu'entre en jeu l'ayurveda européen (AVE), dont font partie les clubs de santé et auquel se réfère cet ouvrage, en interprétant ce vaste corpus de connaissances pour l'Occident. Sans en diluer les principes essentiels, le but de l'AVE est de rendre les bienfaits de l'ayurveda disponibles et accessibles aux Occidentaux en adaptant ses préceptes au style de vie occidental. Les lois naturelles à l'œuvre en Occident sont subtilement différentes de celles de l'Inde, de même que le climat, la culture et les conditions sociales. Un système de soins de santé dans une contrée où le rythme des saisons joue un rôle important doit prendre en considération le climat existant. L'ayurveda traditionnel tient compte de la mousson, très peu connue des Occidentaux.

De la même manière, au cours des générations successives, notre système digestif a évolué afin de s'accommoder des divers aliments que nous consommons. La diète indienne inclut davantage d'huile et de beurre clarifié que la plupart des Occidentaux peuvent en supporter ; il serait irréaliste — et pas très profitable en matière de santé — de simplement adopter en bloc la diète de ce sous-continent. L'AVE recommande à la place des aliments tirés de votre propre environnement et de votre culture, car vous en faites partie tout comme cela fait partie de vous.

D'autre part, il n'y a absolument aucune obligation à essayer des positions inconfortables dans le but de méditer et de pratiquer le yoga. Il n'y a pas non plus lieu de changer notre système de croyances afin que l'ayurveda fonctionne bien pour nous. L'ayurveda est avant tout une philosophie naturelle. Dans notre monde frénétique et très axé sur la technologie, il nous remet en contact autant avec notre propre physiologie qu'avec les rythmes du monde autour de nous.

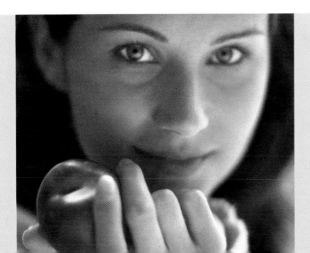

Il n'existe aucune **barrière** entre le **corps**, le **mental** et l'**esprit** dans l'ayurveda – il vous considère comme faisant partie de l'**environnement**, de la **nature** et de l'**univers** entier.

Guide d'utilisation

LE PRÉSENT OUVRAGE DÉFINIT L'AYURVEDA ET LES CONCEPTS D'UNE CURE DE SANTÉ AYURVÉDIQUE EN VOUS MONTRANT COMMENT LES INCORPORER DANS VOTRE VIE. IL NE S'AGIT PAS D'UN LIVRE À RANGER OU D'UNE DÉCORATION POUR VOS TABLETTES ; C'EST UN GUIDE PRATIQUE AUQUEL VOUS POUVEZ VOUS RÉFÉRER TOUS LES JOURS.

Il ne prétend pas essayer de traiter les cas sérieux, car, dans de telles circonstances, vous devriez toujours consulter un professionnel de la santé compétent. Cependant, son contenu peut agir profondément sur votre santé et sur votre bien-être, en soulageant des maladies chroniques à long terme, en améliorant votre état d'esprit, en réduisant le stress et en augmentant vos défenses immunitaires et votre niveau d'énergie.

Comment l'ayurveda peut-il alors fonctionner pour vous ? À bien des égards, cela dépend de ce dont vous avez besoin. Cette réponse n'est pas une fuite. À l'inverse de la plupart des disciplines en matière de santé, l'ayurveda ne prescrit pas de règles générales. Au contraire, il nous perçoit tous comme des individus.

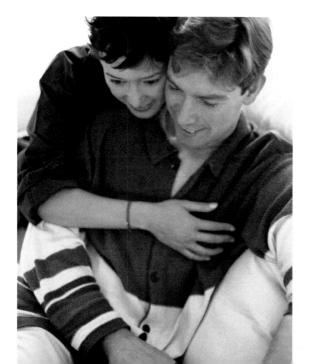

Selon votre type physiologique — votre constitution doshique —, l'ayurveda vous recommandera une diète, une série d'exercices et un horaire sur mesure pour vous. Vous devez donc commencer par comprendre les doshas et par découvrir votre propre type mental et corporel, en utilisant le questionnaire des pages 32 à 39. Répondez aux questions le plus honnêtement possible, en prenant garde de ne pas confondre votre état mental et physique normal avec une quelconque modification temporaire actuelle. Utilisez ces réponses pour évaluer votre *prakriti* (combinaison de doshas) et tout déséquilibre dont vous souffrez ; lisez ensuite les parties de l'ouvrage qui vous concernent particulièrement.

Lorsque vous commencerez à mettre en pratique les idées contenues dans ce livre, qui provoqueront ne serait-ce que de petits changements, vous en constaterez immédiatement les bienfaits ; plus vous progresserez, plus vous trouverez votre équilibre intérieur. Vous en viendrez aussi à percevoir le manque d'équilibre, c'est-à-dire les moments où vous ne vous sentez pas dans votre assiette, physiquement, mentalement ou émotionnellement. La compréhension approfondie de votre fonctionnement vous aidera ainsi à découvrir la cause du problème, qu'il s'agisse d'une diète inappropriée, d'un manque de sommeil ou de facteurs de perturbation dans votre environnement ou dans vos relations.

On désigne le processus par lequel vous commencez à pouvoir retrouver l'équilibre par le nom de renvoi à soi-même : il constitue la clé de cet ouvrage. Ce processus vous installe aux commandes de vous-même et de votre santé ; il vous mène finalement à l'état favorable dans lequel vous savez instinctivement comment maintenir l'harmonie intérieure du corps et de l'âme, un état que l'AVE appelle l'action juste spontanée.

1

Dans la première partie, on vous explique les fondements de l'ayurveda européen et vous apprenez à évaluer votre propre prakriti.

2

La deuxième partie, soit votre cure à la maison, expose les principes de la cure ayurvédique dans votre vie quotidienne. La cure alimentaire vous permet de trouver la meilleure diète pour votre santé ; la cure physique vous enseigne les exercices ayurvédiques ; et la cure mentale vous montre comment vous détendre et libérer la puissance de même que la créativité de votre mental, de façon à retirer le plus possible de la vie sur tous les plans. La partie sur les traitements vous initie aux voluptueux traitements de l'ayurveda européen, incluant le très bienfaisant automassage.

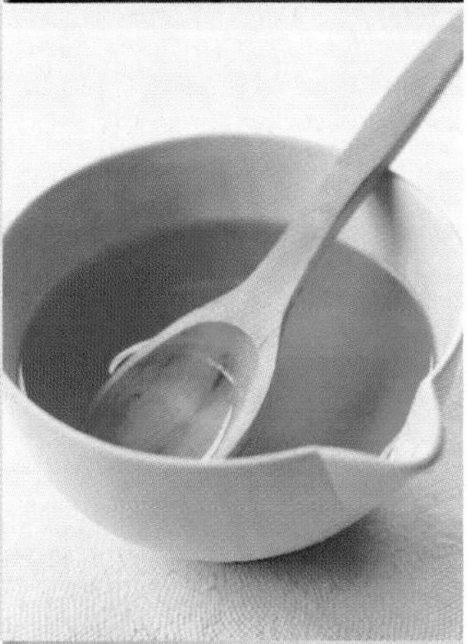

3

La troisième partie du livre examine l'ayurveda dans un contexte plus large. Elle vous montre comment comprendre votre facture doshique et en tirer le maximum au travail, dans vos loisirs et à la maison, de façon que votre entourage et toutes vos activités en tiennent compte. En fait, il s'agit d'un regard sur une cure globale !

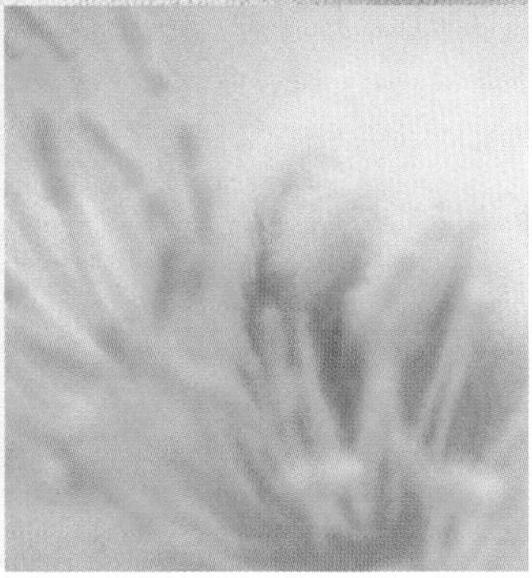

Comment fonctionne
le code des couleurs

Tout au long de la lecture du livre, vous verrez que chaque dosha est désigné par une couleur précise : vert pour vata, bleu pour pitta et rouge pour kapha. Vous pouvez utiliser ce code de couleurs pour accéder instantanément aux données utiles à votre constitution doshique particulière.

Vata

Pitta

Kapha

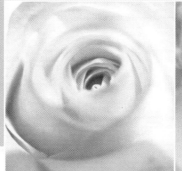
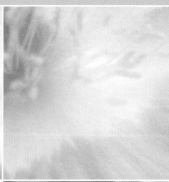
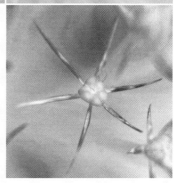

L'équilibre parfait

Votre corps possède sa propre intelligence interne, dont le seul but est de vous maintenir en bonne santé. Chaque nuit, durant votre sommeil, il élimine les toxines, enlève les cellules mortes ou endommagées et les remplace par de nouvelles cellules en bonne santé. Toutefois, lorsque vous êtes surchargé de stress et que vous ne dormez pas assez, que vous mangez des aliments morts, que vous consommez de l'alcool et des drogues, votre corps doit s'occuper de ces toxines avant de se soigner et de se renouveler. Avec le temps, la capacité de votre corps à se réparer s'affaiblit et, selon l'ayurveda, c'est à ce moment que vous devenez vulnérable à la maladie et à la morosité. Mais le processus inverse est également possible et c'est à ce niveau que l'ayurveda montre une sagesse unique, en rétablissant l'équilibre du mental et du corps, et en prévenant l'apparition de symptômes et de possibles maladies simplement par l'entremise de nos propres défenses internes.

1

Les éléments de base de la nature

La santé est plus que la simple absence de maladie. Quand vous jouissez d'une parfaite santé, non seulement vous ne souffrez d'aucune maladie, mais vous disposez de ressources d'énergie intérieures et d'une bonne défense immunitaire, et vous vous sentez satisfait mentalement et émotionnellement. Malheureusement, bien que nous fassions parfois l'expérience de cet état de santé radieux, peu d'entre nous peuvent le maintenir en permanence, à cause de notre manière de vivre sujette à de constants changements.

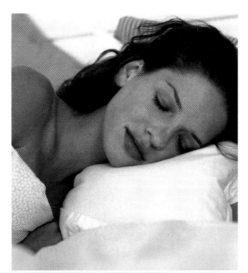

vata

LES GENS DE TYPE VATA

Éléments
L'air et l'éther
Nature
Le vent et l'océan
Couleurs
L'ocre et le jaune
Sons
Le silence, le chant ou la musique tranquille
et calmante

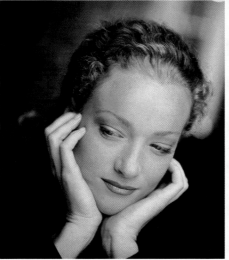

pitta

LES GENS DE TYPE PITTA

Éléments
Le feu et l'eau
Nature
Le feu et la chaleur du soleil
Couleurs
Le bleu et le violet
Sons
La musique douce et calmante, le bruit de
la mer, des chutes d'eau et de l'eau courante

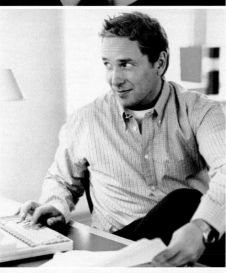

kapha

LES GENS DE TYPE KAPHA

Éléments
La terre et l'eau
Nature
Les pierres, les montagnes et la terre
Couleurs
Le rouge et l'orange
Sons
La musique forte au rythme rapide

La bonne santé

De nombreux facteurs peuvent nuire à votre état de santé. Votre condition physique générale et votre capacité à résister aux maladies dépendent de votre diète et de votre style de vie, de même que de votre état d'esprit. Les facteurs externes — le temps qu'il fait, la pollution, votre environnement à la maison et au travail — vont aussi vous atteindre.

Vos habitudes de vie quotidiennes peuvent changer : vous demeurez éveillé tard la nuit et ne prenez que peu d'heures de sommeil, vous passez une soirée dans un environnement enfumé, vous prenez l'avion et changez de fuseau horaire. Tous ces événements apparemment anodins peuvent avoir un effet subtil sur votre physiologie.

Selon l'ayurveda, la maladie n'est pas simplement le contraire de la santé : il n'existe pas de telle dichotomie en noir et blanc. L'ayurveda dispose, à la place, d'une échelle mobile dotée de nombreux repères ; on doit s'occuper des déséquilibres afin d'empêcher l'apparition de symptômes qui, à leur tour, peuvent se transformer en maladies. C'est une approche de la santé et de la maladie très différente de celle de la médecine allopathique (occidentale).

La médecine occidentale classique cherche à déceler un agent pathogène et elle administre le médicament approprié pour le rendre inoffensif ou pour l'éradiquer. Il s'agit d'une approche magique que tiennent pour acquise la plupart d'entre nous dans un monde développé. En fait, cette méthode de traitement est si universelle que bien des gens s'imaginent que leur médecin n'a pas pris leur problème au sérieux s'ils quittent son cabinet sans prescription. Cette approche voit essentiellement dans l'homme une machine : quand une partie de la machine fait défaut, on peut la réparer ou même la remplacer.

Par contraste, l'ayurveda considère la bonne santé comme le résultat d'un équilibre interne harmonieux.

Le médecin est la nature elle-même — notre propre corps — et l'ayurveda essaie de renforcer cet équilibre interne de façon à permettre la guérison de manière naturelle et efficace. Bien sûr, il existe de nombreux médicaments ayurvédiques et même des chirurgies, auxquels peut avoir recours un médecin ayurvédique compétent quand vous souffrez d'une maladie grave. Cependant, l'ayurveda préfère prévenir tant les symptômes que la maladie en corrigeant les déséquilibres le plus tôt possible. Cela exige de renoncer à la pensée magique et plutôt de considérer une perspective élargie, ce qui veut dire prendre davantage la responsabilité de votre propre santé que la plupart d'entre nous sont habitués de le faire.

Stimuler le système immunitaire

Tous les gens dans une même salle peuvent être exposés à un virus durant la même période de temps et dans les mêmes conditions, mais seulement certains d'entre eux vont y succomber. Pourquoi ? Si les conditions extérieures sont les mêmes pour tous, seules les conditions internes font la différence.

Notre résistance aux infections externes et aux maladies dégénératives internes dépend de la puissance de notre système immunitaire ; or, dans notre monde développé très sophistiqué, notre système immunitaire est constamment attaqué. Nous vivons à un rythme effréné, nous travaillons de longues heures à des tâches exigeantes, nous gérons notre domicile, nous élevons des enfants et nous essayons de trouver du temps pour mener une vie sociale. Nous devenons fatigués et à plat, nous nous sentons constamment dépassés par les événements et, parce que le temps est une denrée de plus en plus rare, nous arrondissons les coins. Nous mangeons des aliments morts ou des expédients, nous souffrons d'un manque de sommeil, nous nous sentons coupables de ne jamais aller au gymnase, nous buvons trop et fumons afin de nous ventiler à court terme. Bien sûr, nous savons tous que ce n'est pas la bonne manière de vivre, mais nous n'en continuons pas moins de le faire, peut-être parce que nous ne saisissons pas tout le tort que nous nous infligeons.

Notre corps est un organisme extrêmement complexe, en état de croissance et de renouvellement perpétuel au niveau cellulaire. Chaque jour, il se débarrasse des cellules vieilles, endommagées ou mortes et les remplace par de nouvelles. Notre métabolisme possède son propre système de priorités. Lorsque nous tombons malades, notre corps concentre ses énergies dans le but de repousser les infections et de guérir.

Lorsque nous nous soumettons sans fin au stress et à des toxines, l'organisme les traite comme des priorités aussi importantes et travaille à les rendre inoffensives. Mais tandis que notre corps s'affaire à neutraliser ces dangers potentiels, il dispose de moins d'énergie pour le processus quotidien de nettoyage, de guérison et de renouvellement. Avec le temps, le corps n'arrive plus à suivre, la fatigue se fait sentir dans les organes et les systèmes débordés, et le corps devient moins performant ; sa capacité à se prémunir des maladies diminue.

De toute évidence, ce processus prend du temps ; il peut s'écouler des années avant que vous ne preniez conscience d'un problème. Mais au moment où vous vous apercevrez que quelque chose ne va pas, votre système immunitaire aura été sapé et vous aurez graduellement dérivé très loin de l'état de santé radieuse de départ. À ce point, il se peut que vous n'ayez pas d'autre choix que de vous en remettre à la pensée magique.

Cependant, si vous empruntez la voie ayurvédique, vous allez tâcher de réaliser un équilibre interne protecteur, non pas en ayant recours à la pensée magique, mais par de petits changements graduels dans votre diète, dans votre manière de faire de l'exercice, dans votre style de vie et dans vos attitudes. Nous sommes tous différents et nous changeons constamment au fil des saisons et avec les ans ; ces changements peuvent eux aussi différer d'une personne à l'autre. Ce qui compte, c'est notre manière de nous adapter à ces changements.

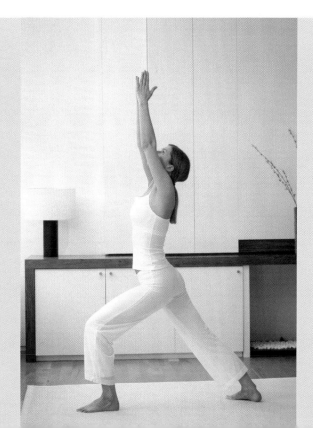

L'ayurveda considère que la **bonne santé** est le résultat d'un équilibre interne harmonieux. Le médecin est la **nature elle-même** – notre propre corps – et l'ayurveda essaie de renforcer cet **équilibre interne** de façon à permettre la guérison **naturellement** et efficacement.

Les trois doshas

L'AYURVEDA DIVISE LE MONDE EN TROIS DOSHAS : VATA, PITTA ET KAPHA. IL N'EXISTE PAS DE TRADUCTION FRANÇAISE EXACTE DE CES MOTS, MAIS ON PEUT COMPRENDRE LES DOSHAS COMME DES ÉNERGIES VITALES OU DES PRINCIPES À LA RACINE DE TOUT CE QUE NOUS SOMMES, DE TOUT CE QUE NOUS PENSONS ET DE TOUT CE QUI NOUS ENTOURE.

Chacun d'entre nous possède une facture doshique unique (prakriti) dans laquelle un ou plusieurs doshas prédominent. Nous possédons tous cependant les trois doshas en quantités variables. Nous naissons avec une constitution doshique particulière : celle-ci dépend des prakritis de nos parents au moment de la conception et des expériences vécues par la mère durant la grossesse. Mais après notre naissance, tout ce qui se passe autour de nous et tout ce que nous-mêmes faisons modifient nos prakritis. Lorsque nos doshas sont bouleversés et déséquilibrés, notre santé et notre sentiment de bien-être en souffrent. Cela ne signifie pas, soit dit en passant, que les trois doshas sont équilibrés au sens où ils se retrouvent tous en proportions égales. Cela veut plutôt dire qu'ils sont équilibrés par rapport à notre constitution doshique individuelle et que nous sommes essentiellement dans un état d'harmonie interne unique pour chacun d'entre nous. Cependant, les doshas concernent bien plus que les êtres humains : ils constituent les principes sous-jacents du monde environnant.

Comme vous le verrez dans ce premier chapitre, les doshas constituent les énergies vitales fondamentales qui touchent tous les aspects non seulement de notre mental et de notre corps, mais aussi de notre environnement. Il serait néanmoins erroné de les concevoir comme statiques. En fait, les doshas sont comme la vie elle-même : sans cesse changeants.

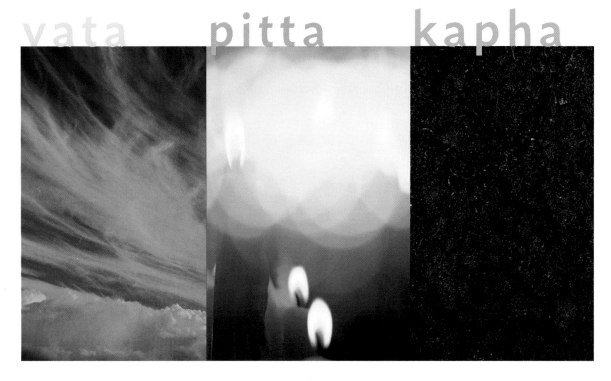

vata   pitta   kapha

L'équilibre des doshas

SELON LE MOMENT DE LA JOURNÉE, DE L'ANNÉE OU DE NOTRE VIE, L'UN DES TROIS DOSHAS PRÉDOMINE PUIS S'ESTOMPE DEVANT UN AUTRE. CERTAINS TYPES D'ALIMENTS, DE CONDITIONS CLIMATIQUES ET D'ACTIVITÉS POSSÈDENT AUSSI DES QUALITÉS DOSHIQUES PARTICULIÈRES QUI PEUVENT AUGMENTER OU EXAGÉRER UN DOSHA TOUT EN EN DIMINUANT OU EN EN PACIFIANT UN AUTRE.

Tout comme le monde qui nous entoure bouge sans cesse, nous aussi sommes toujours en mouvement. Voilà un rythme parfaitement naturel et cela devrait nous inquiéter uniquement lorsqu'un dosha est exagéré au point d'être en déséquilibre.

On peut pacifier un dosha particulier excessif par des aliments, des actions ou un environnement qui possèdent les qualités opposées. Par exemple, les qualités vata incluent le froid et le mouvement. Si vous êtes atteint par un déséquilibre du vata et que le jour en cours possède les qualités vata (disons, froid et venteux), vous pouvez tranquilliser le vata en vous enveloppant dans des vêtements chauds, en portant une attention particulière à la tête et aux oreilles, en demeurant à l'intérieur autant que possible et en consommant des boissons et des aliments chauds et nourrissants. Si vous passez des heures à l'extérieur dans ce genre de climat et que vous buvez des boissons gazeuses froides en même temps, le vata grimpera en flèche.

De même, l'une des principales qualités de pitta est la chaleur. Si votre pitta est déséquilibré, le fait de passer le plus clair de votre temps dans un environnement surchauffé — par exemple, prendre un bain de soleil ou vous activer près d'un poêle brûlant — va exagérer le pitta, tout comme le feront les aliments très relevés et épicés. Par contre, aller nager ou marcher, une fois passée la chaleur de la journée, réduira le pitta. Il est également possible de manquer d'un dosha particulier, mais la plupart des problèmes et maladies résultent d'une augmentation doshique plutôt que d'une diminution. Le maintien de l'équilibre des doshas non seulement augmentera votre état de santé général, mais neutralisera aussi le stress. Il en est ainsi parce que vous agirez alors en accord avec les lois de la nature — et en certaines occasions avec celles du gros bon sens. Si vous vous sentez fatigué après des festivités nocturnes (un état vata), il faut vous reposer. Mais si vous êtes fatigué parce que vous vous ennuyez et que vous êtes léthargique (un état kapha), la meilleure solution consiste à aller faire une longue course.

Il n'est toutefois pas question de suggérer que les trois doshas doivent tous se trouver en proportions égales. Chacun naît avec un équilibre doshique individuel unique et c'est cela qui constitue votre constitution, ou prakriti. Les problèmes surviennent lorsqu'un des doshas est amplifié au point de bouleverser l'équilibre interne.

Le but de l'ayurveda est de neutraliser les déséquilibres par des changements dans la diète ou le style de vie et de restaurer votre harmonie naturelle. Dans les pages qui suivent, vous pourrez vous initier aux doshas un peu plus en profondeur. Une fois que vous aurez compris la nature de l'ayurveda et des trois doshas, vous serez en mesure de remplir le questionnaire du chapitre suivant, ce qui vous permettra de découvrir votre propre prakriti.

Le maintien de l'**équilibre des doshas** augmentera votre état de santé général et **neutralisera** aussi le **stress**.

Vata

LE VATA EST LE ROI DES DOSHAS. IL GOUVERNE LE MOUVEMENT, ET LES DEUX AUTRES DOSHAS ONT BESOIN DU VATA, CAR ILS NE PEUVENT AGIR D'EUX-MÊMES. SI L'ON PEUT MAÎTRISER LE VATA, LE PITTA ET LE KAPHA NE SERONT ALORS PAS NON PLUS EN DÉSÉQUILIBRE. PAR AILLEURS, À CAUSE DE SA MOBILITÉ, LE VATA EST AUSSI LE DOSHA LE PLUS INSTABLE, CELUI QUI EST LE PLUS SUSCEPTIBLE D'ÊTRE DÉSÉQUILIBRÉ ET D'ENGENDRER DES MALADIES.

Les éléments vata

L'éther et l'air

Vata dans la nature

On observe le principe de vata surtout dans le vent et les courants océaniques.

Les qualités vata

Froid, sec, erratique, en mouvement, léger, dispersé, subtil, clair, rugueux, grossier, fragile et petit

Les fonctions vata

Les mouvements, les communications et les voyages

Caractéristiques physiques

Les gens à prédominance vata montrent des caractéristiques de minceur et de sécheresse, ainsi que des irrégularités et des sinuosités. Le vata est à la fois le plus petit et le plus grand des trois doshas de même que le plus mince, en ce qui a trait à la charpente globale du corps ; les gens de type vata éprouvent de la difficulté à prendre du poids. La peau et les cheveux de type vata sont habituellement secs. Les cheveux ont aussi tendance à être foncés, épais et raides ; ils sont souvent bouclés ou en vagues. Les types vata ont un visage mince et anguleux, avec des yeux bruns ou gris, petits et éteints, ainsi qu'une bouche et un nez étroits. Les dents sont souvent irrégulières. Les bébés de type vata sont habituellement petits. Les gens de type vata transpirent généralement très peu et ils ont un sommeil léger et agité.

FACTEURS QUI AUGMENTENT LE VATA

- Le manque de routine
- Une excitation mentale excessive, comme une période de temps trop longue devant la télévision, devant l'ordinateur ou au téléphone
- Le manque de sommeil
- Trop d'exercices physiques
- Les jeûnes et les diètes
- Le temps froid et venteux

Localisation du vata

D'après l'ayurveda, chaque dosha est associé à des fonctions physiques et à des emplacements précis dans le corps. On trouve vata en cinq endroits :

PRANA VATA
Cerveau, tête, gorge, cœur et poumons
Le prana vata domine la respiration, le raisonnement, les sensations et la perception sensorielle.

UDANA VATA
Gorge, poumons et nombril
L'udana vata gouverne la voix et l'énergie.

SAMANA VATA
Estomac et intestins
Le samana vata stimule le pouvoir de pitta de digérer les aliments et il gouverne le péristaltisme (voir apana vata).

APANA VATA
Côlon (le siège de vata), vessie, rectum et organes sexuels
L'apana vata agit sur les menstruations et maîtrise l'élimination des déchets ainsi que l'élimination sexuelle.

VYANA VATA
Système nerveux, peau et circulation sanguine
Le vyana vata gouverne la circulation et la pression sanguine de même que le sens du toucher.

LES SENS VATA

Le type vata a besoin qu'on le réchauffe et qu'on l'apaise à travers tous ses sens.

OUÏE
Les vatas ont besoin de silence, de musiques ou de chants tranquilles et apaisants.

TOUCHER
Massage avec une huile de sésame chaude.

VUE
Des couleurs naturelles vives et apaisantes — des combinaisons de jaune, d'orange, de vert, de bleu et de crème.

GOÛT
Des aliments nourrissants, riches et oléagineux, comportant beaucoup de saveurs sucrées, salées et aigres, modérément épicées.

ODORAT
Des fragrances chaudes et tranquillisantes, comme le jasmin et la lavande.

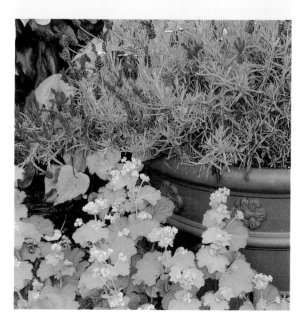

Caractéristiques mentales, émotionnelles et comportementales

Le vata est le plus actif des doshas, toujours en mouvement, tant physiquement que mentalement. Les types vata ont beaucoup d'idées, ils se ruent sur l'une et sur l'autre, et ils sont très désireux de les communiquer aux gens. Ils possèdent une bonne mémoire à court terme et acquièrent de nouvelles connaissances avec facilité. Inversement, leur mémoire à long terme est pauvre et ils ont tendance à oublier les notions acquises par le passé aussi vite qu'ils les ont apprises. L'énergie des vatas s'exprime en sursauts courts et intenses au cours desquels ils peuvent accomplir beaucoup de choses ; mais leurs réserves se dissipent rapidement et ils sont plus enclins aux désordres nerveux que tout autre type. Les vatas éprouvent de la difficulté à prendre des décisions et ils doutent souvent de leurs capacités. Ils sont les plus susceptibles de s'inquiéter, ils peuvent facilement devenir hypocondriaques et ils ont besoin de beaucoup de soutien. Ils sont heureux de discuter d'un problème, mais ils ont de la difficulté à s'engager dans une action pour y remédier et à s'y tenir. Ils leur arrivent souvent de s'enfoncer dans un problème au point de ne plus y voir clair, peu importe les conseils qu'on leur prodigue. Il leur est plus profitable de réaliser un changement pratique que de formuler de belles intentions.

Le vata est le plus sensible des doshas. Parce que les atmosphères négatives leur sont néfastes, les types vata devraient s'en éloigner. Agités, ils gigotent et arpentent le plancher. Bien qu'ils soient sensibles à leurs propres besoins, ils peuvent parfois être moins conscients de ceux des autres lorsqu'ils sont déséquilibrés. On devrait aborder les vatas gentiment, dans le calme et la sensibilité, car on peut facilement les blesser.

Très enthousiastes, les vatas apprécient toujours l'innovation. Ils abordent un nouveau travail, un nouveau sport ou une nouvelle relation avec beaucoup d'excitation mais, comme ils entretiennent des attentes irréalistes, cela ne dure généralement pas longtemps et ils sortent de l'expérience très frustrés. La créativité et l'imagination des vatas en font des artistes naturels dans tous les domaines d'expression. Il est vital pour eux d'exprimer cette créativité, sinon la vie leur paraîtra vide et imparfaite.

Les vatas sont des gens amicaux, généreux, prompts au plaisir et au divertissement, pétillants et radieux. Ce sont de grands individualistes et ils ne font ni de bons chefs ni de bons disciples. Essayer d'organiser un groupe de vatas ressemble à tenter de rassembler des écureuils en troupeau. Ils ne sont pas particulièrement matérialistes et n'ont pas tendance à accumuler des possessions ; chez eux, l'argent entre et sort facilement.

Afin de conserver leur équilibre, les vatas ont besoin d'exprimer leurs émotions et leur créativité, de relâcher leur peur et leur anxiété, de donner et de recevoir des massages réconfortants et de s'adonner à des activités qui les relient à la terre, tel le jardinage. En matière de relations, leur partenaire idéal a une forte constitution kapha, ce qui crée une atmosphère stable et sereine.

LES HEURES ET LES SAISONS DU VATA

Au cours d'une période de 24 heures, le type vata est à son maximum au milieu de l'après-midi, de 14 h à 18 h, et, le matin, de 2 h à 6 h. En ce qui a trait aux saisons, l'époque du vata est l'automne et le début de l'hiver, ou lorsque le temps est froid, venteux et sec. Ces moments et ces conditions tendent à augmenter et à exagérer le vata.

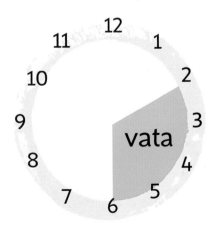

COMMENT CONVERSER AVEC LES VATAS

La conversation avec les vatas tend à être décousue et à passer du coq à l'âne, surtout lorsqu'ils éprouvent certaines contraintes. En parlant avec des vatas, vous devriez toujours maintenir un contact oculaire et parler lentement et doucement : vous garderez ainsi leur attention, qui, autrement, pourrait s'égarer. Souvent, les vatas vont vous poser une autre question alors que vous n'avez pas fini de répondre à la première. N'attendez pas de réponses directes et logiques des vatas, mais plutôt quelque chose comme ceci :

Q : Où sont les clés de la voiture ?
V : Dans mon porte-monnaie.
Q : Où est ton porte-monnaie ?
V : Dans mon manteau.
Q : Où est ton manteau ?
V : Dans la voiture.

Ce genre de dialogue peut sembler très amusant lorsque vous comprenez la facture d'un vata, mais il peut pousser un pitta déséquilibré et colérique au bord de la démence.

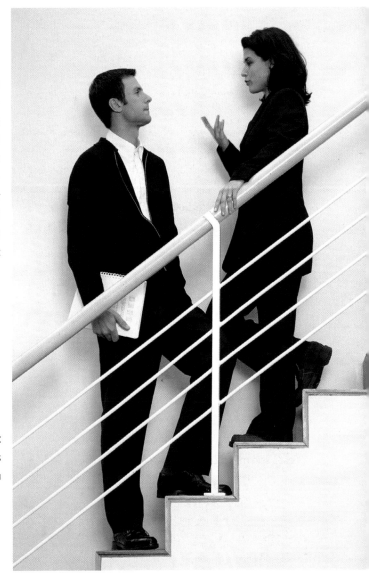

L'équilibre ou le déséquilibre du vata

Lorsque le vata est équilibré, c'est le dosha de l'enthousiasme, de la créativité et des idées : il tend à la générosité, aux qualités artistiques et à l'indépendance d'esprit. Par ailleurs, lorsqu'il souffre d'un déséquilibre, toutes ses qualités positives se transforment en anxiété, en agitation et en peur. Les symptômes physiques d'un déséquilibre de vata incluent la sécheresse et la rugosité de la peau, l'insomnie, les problèmes aux articulations, la constipation, la mauvaise circulation — qui laisse les mains et les pieds froids —, les difficultés respiratoires, les maux de tête, les acouphènes, la perte de poids, les flatulences, la fragilité des ongles et des cheveux, les crampes menstruelles, le syndrome prémenstruel et l'hypertension artérielle. Sur le plan émotif, les principales caractéristiques d'un tel déséquilibre sont les suivantes : froideur et distance, égoïsme, hypersensibilité, négligence, névrose ou démesure. Le type vata deviendra probablement anxieux et irrationnel et manquera de confiance en lui. Il oubliera de manger correctement (ce qui est vital pour bien ancrer le vata) et il ne se sentira pas bien dans son corps.

Pitta

LE PITTA EST LE DOSHA DE LA TRANSFORMATION. IL GOUVERNE LA DIGESTION ET LE MÉTABOLISME DE LA NOURRITURE AINSI QUE L'ACTIVITÉ BIOCHIMIQUE DU CORPS. LE PITTA EST L'INTELLECTUEL PARMI LES DOSHAS : SON ESPRIT PRÉCIS NE TOLÈRE PAS LONGTEMPS LES IMBÉCILES.

Les éléments pitta

Le feu et l'eau

Pitta dans la nature

Le feu et la chaleur solaire sont des exemples de pitta dans la nature.

Les qualités pitta

Chaud, tranchant, lumineux, liquide, légèrement onctueux, aigre et âcre

Les fonctions pitta

Toutes les transformations et le métabolisme, particulièrement la digestion, la vision, la compréhension, le courage et le teint

Caractéristiques physiques

Les gens à prédominance pitta ont surtout la peau pâle, souvent parsemée de taches de rousseur, des marques de naissance et des grains de beauté. Ils ont des cheveux fins ou roux, qui grisonnent ou qui tombent prématurément. Ils ont des yeux pâles et intenses, habituellement bleus ou gris, parfois marron. Leur visage a souvent la forme d'un cœur, avec un nez et un menton pointus. Leur charpente est de grosseur moyenne et ils n'ont pas tendance à prendre du poids ou à en perdre. Ils sont plutôt actifs et transpirent abondamment dans l'eau chaude. Ils dorment bien mais pendant une courte période. Comme le pitta est le dosha qui gouverne la digestion, ce sont les types pitta qui ressentent la faim le plus intensément.

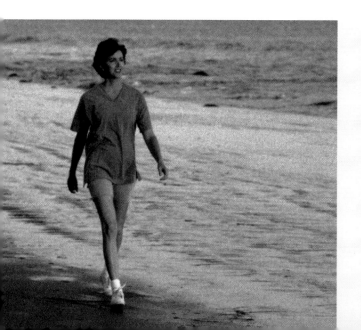

FACTEURS QUI AUGMENTENT LE PITTA

- La chaleur, qu'il s'agisse de chambres surchauffées ou d'un excès de soleil
- La faim, ne pas prendre des repas à heures régulières, manger sous le coup d'une émotion
- La compétition
- Les aliments salés, épicés et aigres
- L'exercice durant la période pitta (10 h à 14 h)
- L'alcool
- Trop grande activité mentale non équilibrée par l'exercice physique

Localisation du pitta

D'après l'ayurveda, chaque dosha est associé à des fonctions physiques et à des emplacements précis dans le corps. On trouve le pitta en cinq endroits :

PACHAKA PITTA

Estomac et petit intestin

Le pachaka pitta agit sur la digestion ainsi que sur l'assimilation des aliments et de leurs éléments nutritifs : c'est le plus important rôle de pitta dans le corps.

RANJAKA PITTA

Le foie, la rate, les globules rouges

Les ranjaka pitta est responsable de la formation des globules rouges du sang et de la lymphe, le fluide du système lymphatique, qui est à la base du système immunitaire.

SADHAKA PITTA

Le cœur

D'après l'ayurveda, le cœur est le siège de la conscience. Le sadhaka pitta gouverne les émotions, l'intelligence et la mémoire.

ALOCHAKA PITTA

Les yeux

L'alochaka pitta est responsable de la vision.

BHRAJAKA PITTA

La peau

Le bhrajaka pitta gouverne le métabolisme et la couleur de la peau.

LES SENS PITTA

Le type pitta a besoin qu'on le rafraîchisse et qu'on l'apaise à travers tous ses sens.

OUÏE

La musique douce et calmante, comme la flûte, le son de la mer, des chutes d'eau et de l'eau vive.

TOUCHER

Les massages à l'huile de coco avec une pression modérée.

VUE

Des couleurs rafraîchissantes, comme les bleus, les verts et les crème.

GOÛT

Des herbes et des épices rafraîchissantes, comme le cumin, le safran, le fenouil et l'anis. Des saveurs sucrées, amères et astringentes.

ODORAT

Des fragrances fraîches et suaves, comme le bois de santal, la rose et le jasmin.

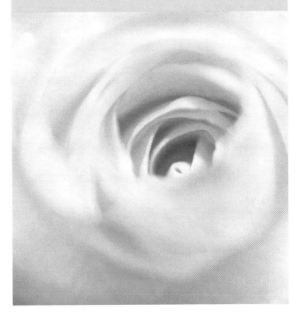

Caractéristiques mentales, émotionnelles et comportementales

Le pitta est le plus organisé et le plus ambitieux des trois types : il est méticuleux dans sa planification et il mène ses projets à terme. Les types pitta sont les plus intellectuels : logiques et précis, doués d'une bonne puissance de concentration, d'une bonne mémoire et de la capacité de faire valoir leur point de vue, ils font d'excellents orateurs. D'une nature sceptique, les types pitta ne reculent jamais devant l'occasion de mettre en question quoi que ce soit ou qui que ce soit. Ils adorent l'ordre et l'autorité ; les statuts et les hauts niveaux de qualification les impressionnent.

Ils sont confiants, braves et alertes ; leur soif de connaissance est naturelle. L'humour est très important pour les types pitta : il s'agit pour eux d'un baromètre instantané dont ils ont besoin pour éviter de devenir trop sérieux. La perte du sens de l'humour est un avertissement. En amitié, les gens de type pitta sont loyaux, chaleureux et serviables ; à l'inverse, ils peuvent devenir des ennemis cruels et impitoyables. À cause de leur discipline personnelle inhérente, ils peuvent être moralisateurs s'ils sentent que les autres ne se montrent pas à la hauteur. Toutefois, les types pitta ne devraient pas avoir de si grandes attentes ni se soumettre à une si forte pression. Comme ils sont perfectionnistes, ils peuvent se montrer pédants lorsqu'ils sont déséquilibrés : ils interprètent alors un régime ou des instructions à la lettre et les suivent rigoureusement. Leur tempérament comporte une nette tendance militariste. Ils devraient prendre garde de ne pas adopter une attitude trop sévère envers les autres. Toute situation, toute personne vague ou incertaine affolent le pitta. En fait, vivre avec un pitta peut être un défi, car il croit sincèrement avoir toujours raison ; le partenaire idéal devrait demeurer calme en tout temps.

Afin de maintenir leur équilibre, le type pitta doit absolument apprendre à considérer tous les points de vue de manière pondérée et ne pas s'en tenir strictement à ses opinions. Le tact et la diplomatie constituent les qualités qu'ils doivent acquérir par-dessus tout. Dans leurs relations affectives, les types pitta devraient prendre garde à la jalousie et aux comportements dictatoriaux. Ils sont naturellement passionnés et doivent faire attention à ce que l'intensité de leur passion ne consume ni ne brûle leur partenaire. Leur colère et leur agressivité devraient trouver un exutoire. Ainsi, pour se délasser, les gens de type pitta auraient intérêt à passer du temps à jouer avec de jeunes enfants (afin de favoriser l'innocence et de réchauffer le cœur) et à découvrir des activités drôles et amusantes.

L'équilibre ou le déséquilibre du pitta

Lorsqu'il est équilibré, le pitta est le dosha de la confiance, du courage et de l'intelligence. Par ailleurs, lorsqu'il souffre d'un déséquilibre, toutes ses qualités positives se transforment en irritabilité, en entêtement, en impatience, en agressivité et en une tendance aux jugements et à la critique. Les symptômes physiques d'un déséquilibre du pitta incluent

LES HEURES ET LES SAISONS DU PITTA

Au cours d'une période de 24 heures, le type pitta est à son maximum au milieu de la journée, de 10 h à 14 h et à nouveau de 22 h à 2 h. En ce qui a trait aux saisons, l'époque du pitta est le milieu et la fin de l'été, ou lorsque le temps est chaud, surtout s'il est également humide. Ces moments et ces conditions tendent à augmenter et à exagérer le pitta.

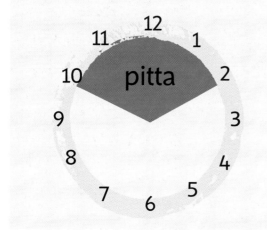

COMMENT CONVERSER
AVEC LES PITTA

Leur grande concentration et leur souci du détail font des pitta des penseurs et des orateurs lucides ; ce sont souvent des orateurs publics inspirants. Comme ils sont eux-mêmes très déterminés, ils attendent des réponses claires et précises ; le verbiage les exaspère. En s'entretenant avec un pitta, il convient d'être direct et factuel, mais avec une intonation chaleureuse et un visage souriant ; sinon, votre interlocuteur pitta peut facilement devenir provocateur. Si vous êtes aimable et efficace, vous pouvez généralement calmer les pitta qui s'emportent mais, si vous vous fâchez vous aussi, leur tempérament fera dégénérer l'atmosphère de façon catastrophique. Les pitta ne se rétractent pas. Souvent, ils n'ont pas vraiment conscience que les gens perçoivent leur discours franc et leur regard passionné comme une agression : ils croient qu'ils sont simplement directs et que leur discours n'est que pertinent.

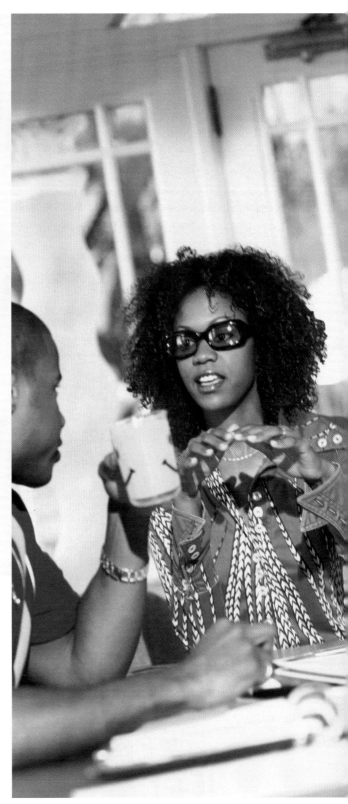

l'indigestion, la diarrhée, les brûlures et les ulcères d'estomac, l'hyperacidité, l'anémie, et autres désordres du système sanguin, la jaunisse, les problèmes de peau (surtout les rougeurs et l'acné), les problèmes oculaires (surtout les yeux injectés de sang) et les maladies cardiaques.

Kapha

LE KAPHA EST LE PLUS FORT DES DOSHAS TANT SUR LE PLAN PHYSI-QUE QUE SUR LE PLAN MENTAL. C'EST AUSSI LE PLUS STABLE ET LE MOINS SUSCEPTIBLE DE DEVENIR DÉSÉQUILIBRÉ ET DE CAUSER DES MALADIES. LE KAPHA EST LENT À SE DIRIGER VERS LES EXTRÊMES EN CE QUI A TRAIT AUX ÉMOTIONS OU À L'ACTIVITÉ ; IL EST LE PLUS PER-SÉVÉRANT ET LE PLUS ENDURANT DES TROIS DOSHAS.

Les éléments kapha
La terre et l'eau

Kapha dans la nature
Kapha fournit la structure de base au monde naturel ; il lui donne les pierres, les montagnes, la terre.

Les qualités kapha
Lourd, lent, froid, grand, onctueux, sucré, doux et stable

Les fonctions kapha
La structure, la résistance et la lubrification

Caractéristiques physiques

Les gens à prédominance kapha sont généralement petits, leur ossature est robuste et ils sont forts de poitrine ; ils disposent d'une très grande force physique. Les types kapha prennent facilement du poids et trouvent difficile de le perdre par la suite. La peau kapha est habituellement pâle et grasse tandis que leurs cheveux sont généralement épais, en vagues et foncés. Les kapha jouissent d'une puissante ossature. Leur visage est souvent large et rond, parfois avec un cou épais, leurs yeux, bleus ou bruns, leur bouche et leur nez sont très grands. Leurs dents sont souvent petites et blanches. À la naissance, les kapha sont souvent de gros bébés. Les types kapha transpirent modérément une fois stimulés et ils dorment très profondément, davantage que les deux autres types.

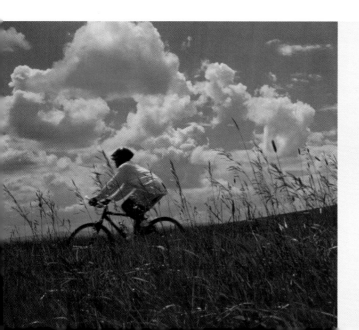

FACTEURS QUI AUGMENTENT LE KAPHA

- Trop de sommeil nocturne et des siestes diurnes
- Le manque d'exercice physique vigoureux et de stimulation mentale
- Les aliments sucrés et graisseux
- Trop de nourriture
- Le sel
- Le temps froid et humide

Localisation du kapha

D'après l'ayurveda, chaque dosha est associé à des fonctions physiques et à des emplacements précis dans le corps. On trouve le kapha en cinq endroits :

KLEDAKA KAPHA

L'estomac

Le kledaka kapha humidifie et amorce la digestion des aliments.

AVALAMBAKA KAPHA

La poitrine, le cœur et les poumons

L'avalambaka kapha soutient le cœur et les poumons.

BODHAKA KAPHA

La langue et la gorge

Le bodhaka kapha humidifie la langue, sécrète le mucus dans la gorge et perçoit les saveurs.

TARPAKA KAPHA

La tête

Le tarpaka kapha régule le fluide de la colonne vertébrale, il humidifie le nez, la bouche et les yeux, en plus de soutenir le cerveau et les organes des sens.

SHLESHAKA KAPHA

Les articulations

Le shleshaka kapha lubrifie les articulations partout dans le corps.

LES SENS KAPHA

La stimulation aide le kapha à trouver son équilibre.

OUÏE

La musique forte et vive — dansons !

TOUCHER

Les massages fermes et en profondeur, à l'aide de gants en soie brute ou d'une pâte sèche à base de plantes (voir p. 132-133).

VUE

Des couleurs criardes, vives et tropicales. Des rouges, des orange, des jaunes et des or prononcés.

GOÛT

Des saveurs relevées, amères et astringentes. Utiliser le poivre noir, les clous de girofle, la cannelle et le gingembre en poudre.

ODORAT

Des fragrances âcres, comme l'eucalyptus, le cèdre, le romarin, le genièvre et le camphre. L'huile Olbas est une combinaison d'huiles kapha très bonne pour l'inhalation et la friction des muscles.

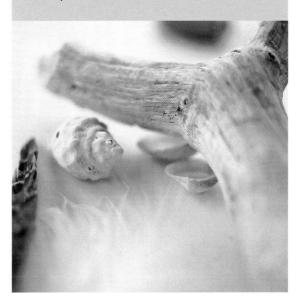

Caractéristiques mentales, émotionnelles et comportementales

Le kapha est le plus stable des trois doshas : il est patient, bien enraciné et affectueux. Bien qu'il apprenne lentement, le kapha possède une excellente mémoire à long terme. Les types kapha parlent et bougent doucement, mais ils disposent de grandes réserves d'énergie et d'endurance au moment voulu. Honorables et délicats, les types kapha sont patients, ils prennent du temps à se mettre en colère, mais ils en prennent tout autant à se calmer.

Le kapha est le plus sentimental et le plus romantique des trois types et il est très tactile : il aime les câlins et il se sent à l'aise avec les autres. Cependant, en déséquilibre, les kaphas peuvent devenir accaparants, possessifs et trop dépendants des autres. Leur désir de sécurité en tout peut, dans ces circonstances, les porter à un comportement dictatorial sous forme de chantage émotionnel. Ce même besoin de sécurité les conduit à tout garder et à accumuler à la maison.

Les gens de type kapha détestent toute forme de changement. Ils ne peuvent vraiment pas en comprendre le bien-fondé. Une telle attitude s'explique par leur amour de tout ce qui leur est familier et, en partie, par leur sentiment de ne pas bien pouvoir s'adapter au changement. Ironiquement, c'est de changements dont ont régulièrement besoin les types kapha afin de les empêcher de sombrer dans la torpeur et l'ennui. Non seulement cet ennui aboutit à un comportement émotionnel indésirable, mais il conduit aussi à une trop grande consommation de nourriture, à l'inactivité physique et à la prise de poids. Manger par insécurité constitue un trait typique du kapha déséquilibré.

Les types kapha devraient viser à devenir plus indépendants. Ils devraient mettre de l'ordre dans leur demeure, et clarifier leur mental de même que leurs émotions : bien que cela soit contraire à leurs dispositions, ils se sentiront plus satisfaits et même physiquement plus légers. Les kapha ont besoin d'exercices vigoureux et réguliers. Ils ne doivent pas trop manger ni trop dormir — ni traîner dans le lit ou devant la télévision. Ils devraient aussi s'entourer de couleurs vives ainsi que d'idées et de gens stimulants. Cela peut sembler énorme à gérer, mais les gens de type kapha ne s'en sentent alors que plus accomplis et tranquilles.

L'équilibre ou le déséquilibre du kapha

Lorsqu'il est équilibré, le kapha est le dosha le plus centré et le plus satisfait. Par ailleurs, lorsqu'il est atteint d'un déséquilibre, toutes ses qualités positives se changent en léthargie, en avidité et en possession. Les symptômes physiques d'un déséquilibre kapha sont l'obésité, les maladies cardiaques, les problèmes au dos et aux articulations, l'asthme, les problèmes de sinus, la congestion et la léthargie.

LES HEURES ET LES SAISONS DU KAPHA

Au cours d'une période de 24 heures, le kapha est à son maximum le matin, de 6 h à 10 h, et à nouveau en soirée, de 18 h à 22 h. En ce qui a trait aux saisons, l'époque du kapha est la fin de l'hiver et le début du printemps, parfois le début de l'été, ou lorsque le temps est froid, humide, lourd et stationnaire. Ces moments et ces conditions tendent à augmenter et à exagérer le kapha.

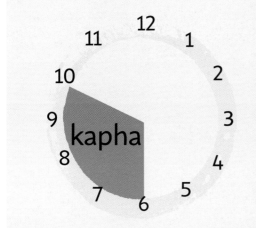

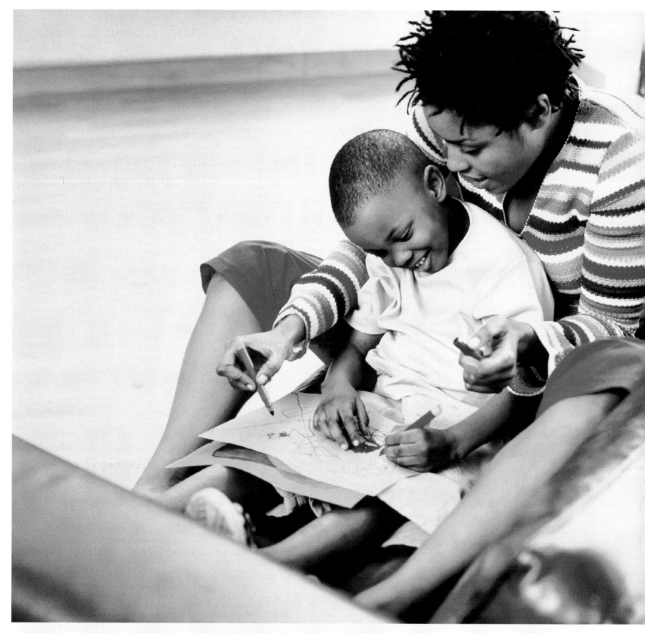

COMMENT CONVERSER
AVEC LES KAPHA

Les types kapha parlent lentement et avec attention, d'une voix profonde et mélodieuse. D'une nature tranquille, ils sont heureux de laisser les autres occuper l'avant-scène. En conversant avec un kapha, vous obtiendrez une meilleure attention de sa part si vous vous montrez vivant et enthousiaste : cela les anime. Les kapha sont toujours merveilleusement à l'écoute des autres, car ils ont un cœur tendre et une épaule faite pour accueillir les larmes.

2 À la découverte de votre dosha

En ayurveda, la clé qui ouvre la porte de la santé est le dosha. Celui-ci définit le type de corps et de mental, un peu comme on utilisait les humeurs au Moyen Âge, chaque être étant associé à un élément de base. Il y a trois doshas : vata (l'air et l'éther), pitta (le feu et l'eau) et kapha (la terre et l'eau). Si le vata prédomine en vous, vous aurez tendance à être mince, à penser vite et à être agité. Les types pitta possèdent un tempérament vif et tendent à éprouver des troubles digestifs. Les types kapha sont plus lents, aussi bien sur le plan physique qu'en ce qui concerne leur tempérament ; ils ont tendance à engraisser.

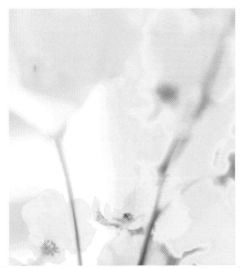

vata

LES GENS DE TYPE VATA

Tempérament
Enthousiastes, esprit vif, agités, sensibles

Caractéristiques
Peau foncée, les plus petits ou les plus grands
des trois doshas, les plus minces en matière de
charpente corporelle

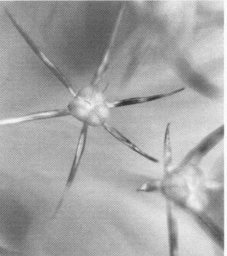

pitta

LES GENS DE TYPE PITTA

Tempérament
Perfectionnistes, ambitieux, confiants et irascibles

Caractéristiques
Peau pâle, yeux pâles, charpente moyenne

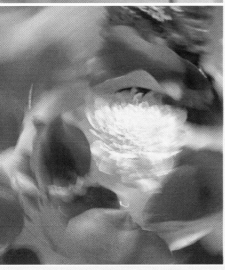

kapha

LES GENS DE TYPE KAPHA

Tempérament
Patients, attentionnés, secourables et compatis-
sants
Caractéristiques
Peau pâle, charpente robuste, forts

Questionnaire

Le questionnaire est divisé en trois parties. Les deux premières parties comportent des questions en deux volets, A et B. Vos réponses aux questions A déterminent votre dosha dominant, celles aux questions B révèlent tout déséquilibre actuel. Il est important de tenir les résultats de chaque partie et celui des questions A et B séparés. Utilisez le tableau de la page 37 pour vous aider à vous y retrouver dans vos réponses.

Tout le monde est fait d'une combinaison des trois doshas. Cependant, l'un des trois prédomine ; sachant cela, vous pouvez vous activer à corriger tout déséquilibre possible en vous et adapter tout votre environnement, de votre diète au jardin, afin de créer un style de vie sain et heureux. D'autre part, en plus de posséder un dosha dominant et un autre secondaire, il se peut que vous souffriez d'un déséquilibre doshique, et ce peut parfois être le troisième dosha ! S'y retrouver peut quelquefois paraître fort compliqué et il est vital d'obtenir une image juste si vous voulez que l'ayurveda vous soit d'une quelconque utilité.

Un professionnel de l'ayurveda versé dans la détermination des doshas peut y arriver en prenant vos pouls. La prise du pouls en ayurveda est très différente de celle de la médecine occidentale ; c'est un processus plus long : il peut exiger plusieurs minutes. On sent le pouls à différentes pressions et en différents endroits,

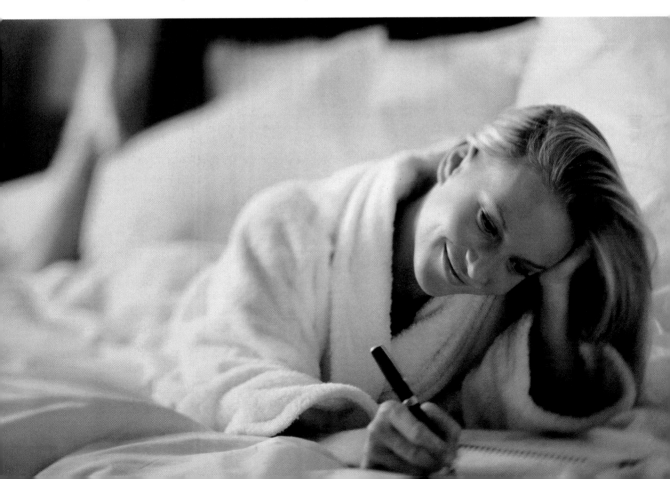

afin d'obtenir une image complète et de votre constitution et de vos déséquilibres.

Vous pouvez aussi utiliser le questionnaire suivant, basé sur celui qui est en vigueur au club de santé ayurvédique européen. Il a été préparé avec soin pour permettre une lecture exacte tant de votre dosha principal que de tout déséquilibre pouvant vous atteindre. La plupart des questionnaires ayurvédiques contiennent un problème commun : les deux images tendent à être confondues. Le questionnaire est divisé en trois parties principales : le corps, le mental et les émotions de même que — parce que cela est très important pour évaluer votre constitution — la digestion. Gardez les scores des différentes parties et des réponses A et B séparés.

Le premier volet (A) de chaque question vous indique votre type de corps, tandis que le second volet (B) établit tout déséquilibre. Dans la partie relative à la digestion, il n'y a pas de volet B, ainsi que partout où cela ne s'applique pas.

VOTRE CORPS

1A Comment décririez-vous votre peau ?

- Sèche, rugueuse, froide au toucher V
- Claire, douce, chaude au toucher (P)
- Pâle, froide, moite et grasse K

1B Avez-vous connu l'un de ces problèmes cutanés récemment ?

- Peau très sèche avec des plaques rugueuses V
- Des rougeurs, des taches (P)
- Un excès d'huile K

2A Comment décririez-vous vos cheveux ?

- Secs, drus, fragiles, fins ou moyens V
- Fins, clairs ou roux P
- Épais, graisseux, lustrés (K)

2B Avez-vous noté ces problèmes de cheveux récemment ?

- Cassants, avec des extrémités brisées (V)
- Amincissement, grisonnement, calvitie P
- Un excès d'huile K

3 Quelles sont votre taille et votre corpulence ?

- Mince, plutôt grand V
- Grandeur et corpulence moyennes, bon tonus musculaire
- Enveloppé, trapu, forte poitrine, petit K

4A En général, quel est votre poids ?

- Faible, vous n'arrivez pas à prendre du poids facilement V
- Moyen, vous pouvez gagner ou perdre du poids facilement (P)
- Élevé, vous ne pouvez perdre du poids facilement K

4B Quel est votre poids actuel ?

- Sous la normale V
- Fluctuant P
- Au-dessus de la normale 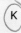

5A Quelle est votre tolérance à la chaleur ?

- Forte, vous aimez la chaleur   V
- Faible, vous préférez une température   (P)
  tempérée ou fraîche
- Forte, vous préférez le temps chaud et humide   K

5B Sous la chaleur, jusqu'à quel point transpirez-vous ?

- Très peu   V
- Librement, surtout durant un exercice   (P)
- De façon modérée : peau moite, collante   K

6A Quelle est la température normale de votre corps durant l'année ?

- Basse, avec les mains et les pieds froids   (V)
- Élevée, vous vous sentez tiède ou chaud   P
- Basse, vous sentez votre corps froid   (K)

6B Comment avez-vous réagi récemment à votre température corporelle ?

- Vous êtes toujours froid, vous vous sentez   V
  sous la normale
- Lorsqu'il fait chaud, vous vous sentez irrité   (P)
- Vous êtes froid et léthargique, physiquement   K
  et mentalement

7A Quel genre de temps préférez-vous ?

- Chaud et humide, ensoleillé et tropical   V
- Tempéré à frais   (P)
- Chaud et sec, ensoleillé et venteux   K

7B Quel genre de temps trouvez-vous le plus inconfortable ?

- Froid, venteux, sec   V
- Chaud, surtout lorsque vous êtes assis au soleil   (P)
- Froid et humide   K

8A Comment est votre sommeil en général ?

- Léger, agité, cinq à six heures   V
- Plutôt bon, six à huit heures   (P)
- Huit heures ou plus   K

8B Comment est votre sommeil ces derniers temps ?

- Vous vous réveillez entre 2 h et 6 h du matin   (V)
- Difficultés à vous endormir, mais bon sommeil   (P)
  par la suite
- Vous dormez plus de 10 heures, difficultés   K
  à vous réveiller

9A Comment décririez-vous votre niveau d'énergie ?

- Des sursauts d'énergie, endurance et   V
  réserves faibles
- Endurance modérée, bonnes réserves   P
- Bonne résistance, réserves importantes   (K)

9B Quelle est votre expérience la plus récente ?

- Vous vous sentez fatigué, avec de faibles   V
  réserves
- Vous vous sentez fatigué, mais vous   P
  récupérez vite
- Énergie constante, bonnes réserves   (K)

10A En général, comment décririez-vous vos mouvements ?

- Rapides, erratiques, vous êtes hyperactif   V
- Vous êtes modérément actif, motivé, résolu   (P)
- Vous êtes lent, constant, avec des   K
  mouvements gracieux

10B Quelle est votre expérience la plus récente ?

- Vous vous sentez maladroit, vous manquez   V
  de coordination
- Vous sentez une véhémence, vous   (P)
  vous sentez soumis à une discipline
- Vous vous sentez léthargique et terne   K

VOTRE MENTAL ET VOS ÉMOTIONS

1A Quel est votre état mental habituel ?

- Esprit vif, imagination débordante — V
- Vous êtes intellectuel, bien organisé et efficace — P
- Vous êtes constant, calme, pas facilement perturbé — (K)

1B Avez-vous fait l'expérience d'un de ces problèmes récemment ?

- Mal ancré, déconnecté — V
- Impatient, irritable, colérique — (P)
- Lent, léthargique, non inspiré — K

2A Vous décririez votre attitude face à la vie comme suit :

- Créative, expressive, sans limite — V
- Déterminée, tendue vers un but, passionnée — P
- Contente, calme, méthodique — (K)

2B Avez-vous récemment fait l'expérience d'un de ces problèmes ?

- Anxiété, indécision, confusion — (V)
- Pédanterie, attitude critique, fanatisme — P
- Trop grande dépendance, léthargie, résistance au changement — K

3A Comment décririez-vous votre mémoire ?

- Rapide à retenir l'information au début, rapide à oublier ensuite — (V)
- Bonne mémoire générale, intellect clair — P
- Lent à retenir au début, bonne mémoire à long terme — K

3B Avez-vous récemment fait l'expérience d'un de ces problèmes ?

- Oublis, difficultés de concentration — (V)
- Vous vous concentrez uniquement sur ce qui est négatif — P
- Lenteur, efforts laborieux pour retenir l'information, manque de clarté — K

4A Comment répondez-vous au stress en règle générale ?

- Vous êtes anxieux, craintif — (V)
- Vous êtes provocateur, fonceur — P
- Vous êtes calme, introverti — K

4B Quelle a été votre récente réaction au stress ?

- Vous pleurez, vous éprouvez des peurs irrationnelles — (V)
- Vous êtes agressif, avec un tempérament vif — P
- Tendance à vous retirer et à vous mettre la tête dans le sable — K

5 Comment décririez-vous vos convictions et vos croyances ?

- Changeantes, rebelles — V
- Vous y tenez fortement — (P)
- Constantes, conservatrices — K

6A Comment décririez-vous votre approche de la vie ?

- Erratique, sans planification, vous avez un esprit libre — (V)
- Ambitieux, planificateur et exécutant méticuleux — P
- Prudent, constant, résistant au changement — K

6B Comment vous êtes-vous senti récemment ?

- Confus, indécis — V
- Trop ambitieux, mécontent, vous forcez le rythme — P
- Enlisé dans une ornière, vous remettez les choses au lendemain — (K)

7A Quel attribut positif vous décrit le mieux ?

- Enthousiaste, créatif, souple — (V)
- Courageux, plein d'humour, intellect aiguisé — P
- Loyal, fiable, miséricordieux — K

7B Lorsque vous êtes déséquilibré, comment vous sentez-vous ?

- Isolé, comme si la vie n'était plus belle — V
- Dépourvu d'humour — (P)
- Léthargique, sans vie — K

8A Lorsque tout va bien, comment vous sentez-vous ?

- En sécurité, bien ancré, établi — V
- Confiant, aimable, content — (P)
- Chaleureux, aimant, actif — K

8B Lorsque vous êtes bouleversé, comment vous sentez-vous ?

- Froid, distant — (V)
- Jaloux, dictateur — P
- Possessif, collant — K

VOTRE DIGESTION

1 Comment sont votre digestion et votre appétit normalement ?

- Irréguliers et erratiques — V
- Aiguisés et forts, vous vous sentez inconfortable lorsque vous sautez un repas — (P)
- Lents et faibles, vous sautez un repas facilement — K

2 Lequel de ces symptômes ressentez-vous le plus souvent après le repas ?

- Des ballonnements, des gaz, un sentiment d'intoxication — (V)
- Des brûlures d'estomac, de l'acidité gastrique, une sensation amère — P
- De la lourdeur, de la léthargie — K

3 Comment décririez-vous l'activité de votre intestin ?

- Irrégulière — V
- Régulière, plus d'une fois par jour — (P)
- Lente mais régulière — K

4 Ressentez-vous l'un des symptômes suivants ?

- Constipation — V
- Des selles molles, de la diarrhée — (P)
- Des selles denses — K

Utilisez le tableau pour déterminer votre constitution doshique. Coloriez un bloc pour chaque réponse donnée. Ainsi, si vous avez obtenu six « V » et quatre « P » dans les questions A de la partie sur le corps, alors vous devriez colorier les six premiers segments de la colonne V et les quatre premiers segments de la colonne P.

Votre corps

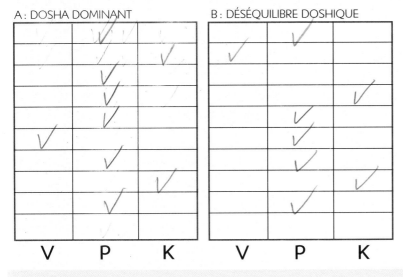

A : DOSHA DOMINANT

V   P   K

B : DÉSÉQUILIBRE DOSHIQUE

V   P   K

ANALYSE

Ces questions vous indiquent votre type corporel prédominant et tout déséquilibre possible en vous. Utilisez les renseignements des pages suivantes pour interpréter votre score.

Votre mental et vos émotions

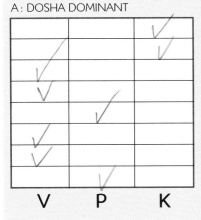

A : DOSHA DOMINANT

V   P   K

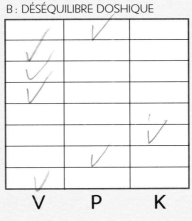

B : DÉSÉQUILIBRE DOSHIQUE

V   P   K

ANALYSE

Ces questions vous aident à mieux comprendre votre manière de penser et de sentir. Elles soulignent, en outre, tout déséquilibre possible en vous. Utilisez les renseignements des pages suivantes pour interpréter votre score.

Votre digestion

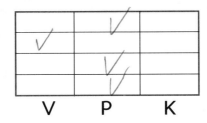

V   P   K

ANALYSE

Ces questions vous indiquent votre type digestif. Utilisez les renseignements des pages suivantes pour interpréter votre score.

Interprétation du questionnaire

Maintenant que vous avez répondu au questionnaire et que vous avez additionné vos réponses, il vous faut savoir comment les interpréter.

Les deux premières parties, comprenant le questionnaire sur le corps et celui sur le mental et les émotions, vous indiquent votre type de corps prédominant (volet A) et fournissent une meilleure compréhension des forces qui façonnent votre pensée et vos sensations. Elles mettent aussi en relief tout déséquilibre (volet B) possible en vous. Afin d'en arriver à un sentiment d'harmonie et de bien-être, il est important de neutraliser tout déséquilibre, en utilisant la routine quotidienne (voir p. 108-117). Par exemple, si vous obtenez surtout des réponses « P » dans le volet A mais aussi quelques « V », votre type de corps est pitta/vata. Si vous obtenez surtout des « V » dans le volet B, vous êtes atteint d'un déséquilibre vata. Vous devriez donc suivre la routine quotidienne du vata (voir p. 108-110) jusqu'à ce que le déséquilibre soit corrigé. Vous devriez ensuite suivre les lignes directrices générales pour votre dosha principal, dans le cas présent le pitta (voir p. 112-115). Assurez-vous aussi de faire de l'exercice, selon les recommandations relatives à votre dosha principal.

La partie sur la digestion vous indique la diète à suivre. Quel que soit votre type de corps, suivez le guide diététique se rapportant à votre type digestif comme le révèle le questionnaire sur la digestion. Ne suivez pas la diète associée à votre type de corps, à moins qu'elle ne concorde avec celle prescrite pour votre type digestif.

Bien que ce questionnaire vous dirige vers les chapitres qui vous concernent plus particulièrement, il est aussi important de lire le reste de l'ouvrage parce que, comme nous l'avons mentionné, la plupart des gens découvrent qu'ils possèdent une combinaison de doshas, même si un ou deux d'entre eux sont souvent prédominants. En consultant tous les chapitres, vous apprendrez à déceler certains aspects des autres doshas qui vous concernent ; vous apprendrez à vous comprendre et, grâce au processus du renvoi à soi-même, à reconnaître ce qui est important pour votre équilibre.

En lisant chapitre par chapitre, vous apprendrez à brosser une image complète de vous-même. Un examen approfondi des saisons et des cycles auxquels nous sommes tous sensibles (chapitre 3), de votre diète (chapitre 4) ainsi que du programme d'exercices (chapitre 5), suivi d'une routine quotidienne suggérée (chapitre 5), vous aidera alors à mesurer l'incidence de la méditation (chapitre 6), du massage (chapitre 7) et de l'agencement de votre environnement (chapitre 8) sur votre bien-être.

La gestion du stress

Comme nous l'avons vu, le principal but de l'ayurveda est d'établir l'harmonie dans la vie, de telle sorte que votre équilibre interne personnel élimine, à la source, le stress et les maladies potentielles. Il peut sembler étonnant que cet antique corpus de connaissances s'applique de manière aussi rigoureuse et efficace dans notre monde moderne quant à la gestion du stress, que plusieurs considèrent comme un phénomène contemporain. Mais, tel que le confirme de plus en plus la recherche médicale, le stress et le sentiment de malaise ont toujours mené très rapidement à la maladie.

On peut cependant envisager le stress sous bien des aspects. On le définit généralement comme une pression mentale ou émotionnelle que le monde extérieur applique sur nous : par exemple, les intrigues au bureau, les problèmes dans les relations ou encore le fait de se trouver au milieu d'un embouteillage alors que vous êtes pressé. Vous pouvez également accumuler du stress en ne dormant pas assez, en mangeant des aliments inappropriés ou en vous épuisant à des exercices exténuants. Dans ces derniers cas, c'est vous-même qui induisez le stress en vous soumettant à une tension physique. Cependant, selon les principes de l'ayurveda — et, en fait, d'après ceux de plusieurs techniques modernes de gestion du stress —, il n'existe aucune division tangible entre le mental et le corps : le stress de l'un se reflète sur l'autre.

L'importance de la routine quotidienne

Parce que nous sommes accoutumés à avaler une pilule pour guérir à peu près n'importe quel malaise, nous sommes enclins à continuer d'accumuler du stress et des tensions dans notre corps et notre mental. Au lieu de voir dans des maux de tête ou des problèmes digestifs constants un avertissement que quelque chose ne tourne pas rond, nous achetons un médicament sans prescription — un analgésique, un laxatif ou un antiacide — afin de les maîtriser et de pouvoir continuer à vivre comme avant. Ce cycle continue jusqu'à ce que quelque chose de suffisamment sérieux se produise pour que nous en prenions bonne note.

L'ayurveda envisage la santé et la gestion du stress très différemment. Il considère que la maladie et le stress constituent des indications que vous ne vivez pas dans un état d'harmonie, soit avec vous-même, soit avec le monde environnant. Son but est de trouver une façon de rétablir l'harmonie disparue. Cela arrive principalement quand vous comprenez votre constitution — votre prakriti — et, à l'aide de cette connaissance, la manière de retrouver tant la santé que le bonheur.

Comment cela fonctionne-t-il ? Chaque dosha possède des caractéristiques particulières, et, si vous vous battez contre les courants principaux de votre physiologie, les risques que vous tombiez malade ou que vous soyez stressé s'accentuent. Ainsi, si le pitta prédomine dans votre constitution, vous devez consommer vos repas régulièrement sans en sauter. Si vous ne mangez pas le midi, vous allez découvrir que votre après-midi tournera au cauchemar : vous ne pourrez pas vous concentrer,

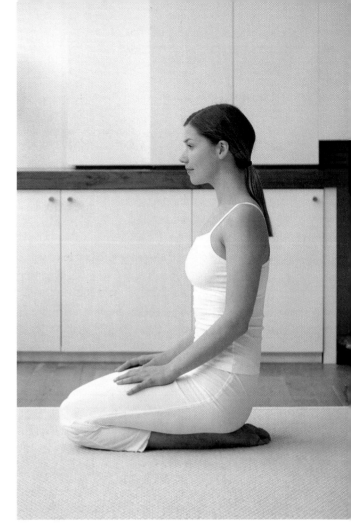

vous serez irritable et vous ne produirez pas grand-chose. Si vous consommez un repas satisfaisant au milieu de la journée, votre après-midi sera très différent. Par contre, si vous êtes principalement du type kapha, vous laisser aller à la paresse ne vous procurera pas de repos ; cela vous rendra léthargique et apathique pour le reste de la journée. Les gens de type kapha sont plus stimulés et plus enthousiastes face à la vie en commençant leur journée très tôt et en s'adonnant à un exercice vigoureux le matin.

Bien qu'il existe des règles ayurvédiques universelles pour vivre sainement et pleinement, certaines règles s'appliquent à des doshas spécifiques. Elles concernent, en partie, les fonctions physiques et mentales prédominantes de chaque dosha et aussi le rythme de la journée de même que les deux cycles quotidiens de chacun des trois doshas, tel qu'il est expliqué en détail aux pages 42 à 45.

3

Suivre la marée

Les doshas ne concernent pas seulement les gens ; ils sont inhérents à tout ce qui nous entoure. Ils suivent leur propre ligne d'action selon le moment de la journée et la saison, et nous faisons l'expérience de leurs changements subtils tout au long de notre vie. Une fois ces rythmes compris, nous pouvons les incorporer dans notre quotidien. Nous évitons alors de faire le bon geste au mauvais moment et nous renforçons les effets recherchés, qu'il s'agisse de se mettre en forme ou de jouir d'une bonne nuit de sommeil. Plus vous connaissez les cycles doshiques, moins vous ressentirez de stress. Vous allez aussi vous sentir plus à l'aise avec vous-même et avec le monde.

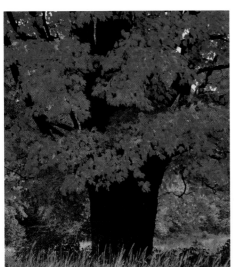

LES GENS DE TYPE VATA

Saison
L'automne et le début de l'hiver
Climat
Froid, sec, venteux

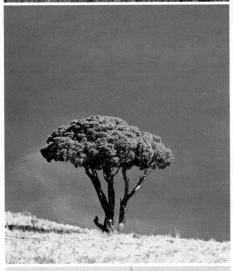

LES GENS DE TYPE PITTA

Saison
Le milieu et la fin de l'été
Climat
Chaud et humide

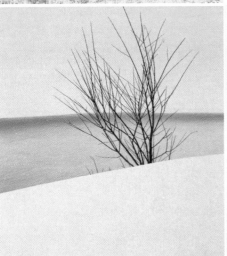

LES GENS DE TYPE KAPHA

Saison
La fin de l'hiver et le printemps, parfois
le début de l'été (selon le climat local)
Climat
Froid, humide, lourd et stationnaire

vata

pitta

kapha

L'horloge doshique

Toutes les 24 heures, nous passons par 2 cycles doshiques. Vata règne de 2 h à 6 h et, à nouveau, de 14 h à 18 h. Pitta prédomine de 10 h à 14 h et de 22 h à 2 h. Kapha atteint son apogée de 6 h à 10 h et revient de 18 h à 22 h.

La journée naturelle

La journée possède ses propres rythmes naturels et, plus nous les suivons, plus nous nous sentons heureux et moins nous nous sentons stressés. En revanche, plus nous nous en écartons, plus sérieuses sont les répercussions sur notre santé et notre bien-être. Pensez seulement aux effets du décalage horaire sur l'organisme et sur le moral, de même qu'à la désorientation des travailleurs qui exercent leur métier selon des quarts variables.

Pourtant, peu d'entre nous suivent les rythmes naturels de la journée, car nos vies se sont de plus en plus éloignées d'eux, surtout au cours du siècle dernier, alors que l'électricité a révolutionné nos habitudes de veille et de sommeil. La vie de nos ancêtres était gouvernée par la nature. Ils se réveillaient à l'aube et allaient se coucher à la tombée du jour ; ils n'avaient que cette possibilité. Maintenant que nous avons le pouvoir de choisir, il en résulte que la plupart d'entre nous ont déplacé les frontières de notre journée d'au moins deux heures, en nous levant et en nous couchant plus tard ; parfois, nos habitudes de veille et de sommeil sont encore plus tordues que cela. Les gens restent éveillés toute la nuit afin de se bourrer le crâne en préparation d'un examen, dans le but d'accomplir leur quart de travail ou encore pour faire la fête. Selon l'ayurveda, plus vous pouvez suivre le rythme naturel de la journée — idéalement se lever à 6 h et se coucher à 22 h —, mieux vous vous sentez. Lorsque vous contrevenez à cet horaire, il vous faut neutraliser les doshas perturbés. Ce phénomène n'est toutefois pas seulement dû au cycle de la lumière naturelle.

Les premières heures matinales appartiennent au vata. Si vous vous levez tôt, toute votre journée portera les qualités du vata : vous vous sentirez énergique, enthousiaste et alerte. Inversement, plus tard vous vous levez, plus vous entrez en kapha, et cela se répercutera sur toute votre journée : vous vous sentirez engourdi et léthargique. Le soir, l'ayurveda recommande d'aller au lit à 22 h, alors que vous êtes encore dans la période kapha. À ce moment, il vous est plus facile de tomber dans un sommeil profond dont vous émergerez plus frais. Après la période kapha, vient celle de pitta et, à cet instant, vous trouvez votre deuxième souffle. Lorsque vous vous couchez tard, il vous est plus difficile de trouver un sommeil bienfaisant et vous aurez tendance à vous éveiller encore fatigué le lendemain. Cependant, on ne peut attendre de personne de vivre déphasé par rapport au monde actuel : cela laisserait une soirée très courte pour sortir, s'il fallait être de retour pour 22 h. Toutefois, lorsque vous pouvez vous coucher tôt, il vaut la peine de noter ce que vous ressentez le lendemain matin. Si vous disposez de plus d'énergie et que vous vous sentez plus reposé, vous comprenez alors les bienfaits du coucher et du lever tôt, quand cela vous est possible. En tenant compte de ce phénomène dans votre horaire quotidien, vous aurez assimilé le premier principe du renvoi à soi-même : personne ne connaît votre physiologie mieux que vous, alors faites ce que vous savez vous convenir.

L'importance du moment des repas

Toutefois, la compréhension ayurvédique des rythmes de la journée va plus loin que la simple division entre les heures de veille et de sommeil. Parce qu'il se produit deux révolutions des doshas toutes les 24 heures, l'ayurveda nous enseigne que des activités sont plus appropriées à certains moments de la journée, surtout en ce qui concerne les repas. C'est pitta qui est le dosha gouvernant le métabolisme, particulièrement le processus de la digestion et de l'assimilation des éléments nutritifs des aliments.

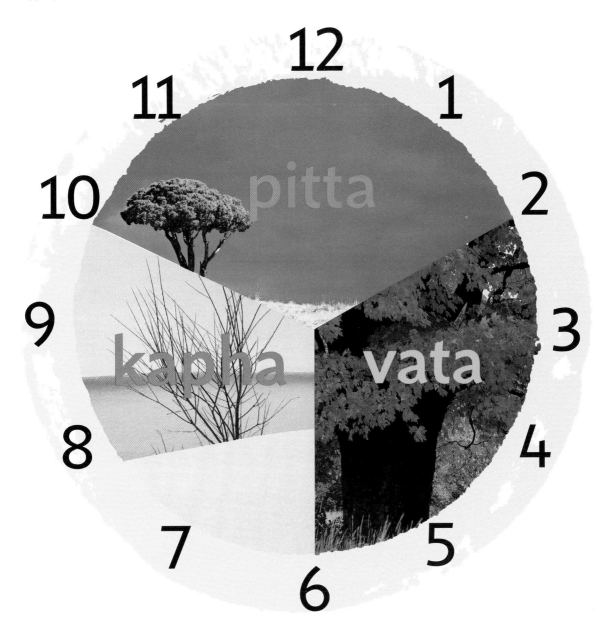

L'horloge doshique divise la journée en six périodes.
Les périodes du vata : de 2 h à 6 h et de 14 h à 18 h
Les périodes du pitta : de 10 h à 14 h et de 22 h à 2 h
Les périodes du kapha : de 6 h à 10 h et de 18 h à 22 h

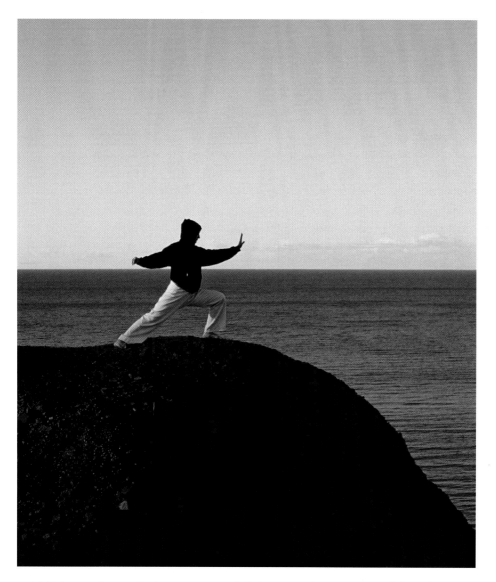

L'idéal serait de prendre le repas principal de la journée au milieu de la période pitta, vers midi. Le soir est le temps du kapha et la digestion est à son plus faible. Les repas absorbés en soirée ne sont pas métabolisés aussi bien que ceux du jour et, plus on les consomme tard le soir, plus ils le sont en période kapha et plus la digestion est lente. Il est préférable de prendre un repas plus léger et plus digestible, de préférence avant 19 h, et d'éviter les aliments gras, le sucre et aussi la viande rouge. Non seulement vos aliments seront digérés avant d'aller au lit, améliorant ainsi la qualité de votre sommeil, mais cela aide aussi pitta à se concentrer sur le métabolisme de

la réparation cellulaire durant la nuit plutôt que de simplement digérer les aliments. Les horaires des repas sont particulièrement importants pour ceux qui souhaitent perdre du poids, car les aliments gras et sucrés consommés tard le soir sont plus susceptibles d'être emmagasinés sous forme de graisse par le corps.

Augmenter au maximum les bienfaits de l'exercice

C'est durant la première période kapha — le matin, de 6 h à 9 h — que le corps est plus fort et qu'il est le plus résistant : c'est donc le moment idéal pour faire de l'exercice, peu importe votre constitution doshique. L'exercice physique effectué au cours de cette période procure des effets stimulants et calmants à la fois. Cela vous revigore et secoue les derniers vestiges de sommeil tout en consolidant vos énergies avant que vous ne soyez pris par le stress de la journée. De nos jours, alors que la majorité des gens travaillent assis devant un bureau, il est plus important que jamais d'équilibrer cette existence sédentaire par de l'activité physique. En plus de bénéficier à notre cœur et à notre tonus musculaire, l'exercice est stabilisant et il établit une plate-forme sur laquelle nous pouvons ériger le reste de la journée, ce qui est particulièrement crucial pour les types vata et pitta.

La deuxième période kapha de la journée est aussi un bon moment pour faire de l'exercice, mais de préférence durant la première partie de ce cycle, soit de 18 h à 20 h : en effet, un exercice trop intense tard le soir est trop stimulant pour la physiologie, alors que l'activité devrait diminuer en préparation au sommeil. Cela vous mènerait dangereusement près du cycle pitta, durant lequel vous pourriez exagérer et risquer de vous blesser. Par ailleurs, le milieu de la journée est le pire moment pour s'adonner à l'exercice. Sauter le repas du midi pour aller au gymnase aggrave le pitta, de sorte qu'au lieu de vous sentir revigoré et stabilisé, vous aurez plutôt tendance à être agressif et irritable. Après 14 h, vous entrez dans la période vata, dont le maximum survient entre 15 h et 16 h, alors que votre énergie tend à plonger et que vous vous affaiblissez.

LES CYCLES ANNUELS

Tout comme le jour voit se succéder les prédominances des divers doshas, l'année entière possède son schéma doshique : vata, pitta et kapha ont chacun leurs saisons. En ayurveda traditionnel, les saisons se réfèrent au climat indien et elles incluent la mousson et la saison sèche hivernale, de même que la saison humide, qu'elle a en commun avec l'Occident. Dans l'ayurveda européen, les saisons doshiques sont adaptées aux différentes conditions climatiques occidentales. Chacune de ces saisons possède un climat qui augmente les qualités d'un dosha particulier.

Cependant, dans plusieurs pays occidentaux, les saisons ne sont pas aussi clairement délimitées qu'en Orient — une saison se fondant graduellement dans l'autre — et des manifestations climatiques hors saisons surviennent de plus en plus souvent. Ainsi, l'été n'est (malheureusement) pas nécessairement chaud, sec et ensoleillé. Il peut souvent être pluvieux ou froid. Dans ce cas, il s'agit d'un jour kapha et non pitta et ce sont bien les effets du kapha que l'on ressent. Il est donc plus utile de considérer ensemble les périodes de l'année et les types de climat.

Vata

Automne et début de l'hiver
(climat froid, sec et venteux)

Pitta

Milieu et fin de l'été
(climat chaud et humide)

Kapha

Fin de l'hiver et printemps,
parfois, selon le climat local,
le début de l'été
(climat froid, pluvieux,
lourd et stationnaire)

La saison qui augmente le vata

À l'occasion de chaque saison ou de chaque condition climatique doshique, le dosha dominant augmente. Les gens de type vata préfèrent le climat chaud, humide et sans vent. Lorsque le climat est froid, sec et venteux, ou durant la saison vata, ce dosha augmente et les gens de type vata sont les plus touchés, même si le vata augmente alors pour tous. C'est à ce moment précis qu'on risque le plus d'être victime de problèmes de type vata, comme le rhume, l'irritation de la gorge, les infections respiratoires, les lèvres gercées et la sécheresse de la peau. Cela peut aussi entraîner des perturbations de type vata dans le mental : peurs irrationnelles, oublis, insomnie et anxiété.

Durant la saison vata, on peut neutraliser l'excès de vata en consommant seulement des aliments chauds ainsi que des boissons chaudes. Les boissons froides, surtout si elles sont glacées, ne feront qu'aggraver la situation.

La saison qui augmente le pitta

Les gens de type pitta préfèrent le climat frais. Lorsque la saison est pitta en elle-même, il leur faut diminuer le chauffage ! C'est particulièrement important pour les gens de type pitta, mais cela concerne tout le monde. Sur le plan diététique, vous devriez opter pour des boissons et des aliments froids ou rafraîchissants, par rapport à ceux qui sont chauds, salés ou épicés, et consommer moins de ces derniers aliments que vous le feriez durant l'hiver. Il s'agit, en fait, d'une envie naturelle pour la plupart des gens, qui, instinctivement, mangent moins et boivent davantage quand il fait chaud.

L'exercice très vigoureux n'est pas conseillé lorsqu'il fait chaud — et tout le monde transpire davantage —, mais la natation est bienfaisante, à cause de l'effet rafraîchissant de l'eau. Les gens de type pitta ressentent également les bienfaits de douches rafraîchissantes. Actuellement, tout le monde connaît les dangers du soleil liés au cancer de la peau ; on devrait donc toujours éviter les bains de soleil et l'exposition au soleil sans protection suffisante. De plus, les gens de type pitta devraient fuir les endroits chauds durant l'été — une cuisine chaude lors d'une journée de canicule fait à coup sûr bouillir leur tempérament. Inversement, marcher le soir, surtout près de l'eau, dans un bois et sous le clair de lune, fait du bien aux gens de type pitta et les calme davantage. Dans un climat venteux, il faut tout spécialement se couvrir la tête et protéger ses oreilles. Un massage quotidien à l'huile de sésame (voir p. 134) est très apaisant. Le yoga et la méditation sont utiles, tout comme la compagnie de bons amis.

La saison qui augmente le kapha

Le climat qui convient le plus aux gens de type kapha est chaud et sec. Le temps froid, pluvieux et morne, qui caractérise le kapha, donne naissance à des problèmes kapha, sous forme de congestions diverses, toux, rhumes et sinusites, de même qu'à des problèmes d'articulations et de rhumatisme. Afin de neutraliser le kapha froid, humide et producteur de mucus, mangez beaucoup d'aliments épicés, amers et astringents, et évitez les produits laitiers, les aliments gras et les huiles. Ne buvez pas de boissons froides ni glacées ; préférez celles qui sont chaudes ou tièdes.

C'est la saison où tout le monde peut se sentir engourdi, léthargique et lourd. L'exercice matinal régulier est extrêmement important. En ce temps de l'année, les saunas sont bienfaisants. La fin du printemps est l'un des meilleurs moments pour entreprendre le programme de désintoxication de trois jours (voir p. 70-73) ou pour suivre un cours de pancakarma à un club de santé ayurvédique (voir p. 130). C'est le temps de l'année où nous avons le plus besoin de stimulation mentale : recherchez donc la compagnie et les événements intéressants.

Les changements de saison

Tandis que chaque saison doshique possède des qualités particulières et que ses conditions climatiques nous perturbent de diverses manières, les moments les plus difficiles de l'année surviennent lorsqu'une saison cède le pas à la suivante. Les effets peuvent être physiques, mentaux et émotionnels. Ainsi, si vous êtes pitta/vata, le passage de l'été à l'automne constitue une période de

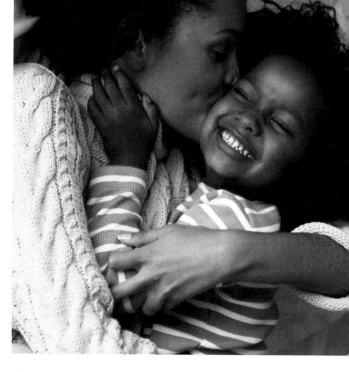

L'**enfance** et l'**adolescence** font partie de notre **période kapha.**

vulnérabilité particulière. Durant ces deux ou trois semaines, vous ne devriez pas vous lancer dans de nouvelles entreprises ou vous mettre de la pression sur les épaules. Il est alors très important de maintenir une bonne diète ainsi qu'une bonne routine quotidienne et, si possible, de prendre un congé ou des vacances relaxantes.

Même s'il existe des périodes au cours desquelles vous êtes plus vulnérable, en conservant l'équilibre vous pouvez réduire au minimum les effets dommageables. Ces moments ne sont que des périodes de transition et, si vous allez dans le sens de la marée au lieu de vous battre contre elle, il ne devrait pas y avoir de problème.

Les cycles de la vie

Les doshas se répartissent aussi sur des échelles de temps plus vastes que les jours et les saisons ; certains doshas jouent un rôle plus important à certains moments de notre vie. L'enfance et le début de l'âge adulte constituent notre période kapha. C'est ce dosha qui permet de bâtir nos os et nos muscles pendant notre croissance, jusqu'à ce que nous atteignions le sommet de notre force physique. Le pitta nous fournit la concentration et l'ambition nécessaires pour réaliser nos objectifs d'adultes. Le vata gouverne la troisième et

dernière phase, réduisant le besoin de sommeil avec l'âge et nous fournissant intuition et pouvoir de perception.

Lors de ces trois étapes importantes, nous pouvons observer les qualités et les maladies potentielles associées à chaque dosha. Durant l'enfance, il nous faut plus de sommeil et un apport constant en nourriture afin de bâtir des os forts et des tissus en santé. L'enfance est aussi souvent ponctuée de rhumes et de sinusites : les oreilles bouchées, l'asthme et autres formes de congestion typique du kapha. La période adulte pitta est celle au cours de laquelle nous sommes le plus motivés. C'est donc aussi le moment où les maladies reliées au stress sont susceptibles de se manifester : crises cardiaques, ulcères, hypertension artérielle et acidité gastrique. Durant la période vata, notre corps devient plus sec et souvent plus léger. Plusieurs personnes notent l'assèchement de leur peau, mais cet effet vata se fait aussi sentir à l'intérieur du corps : il faut davantage de lubrification, spécialement aux articulations. Vous pouvez y arriver en faisant de l'exercice modéré, en particulier le yoga, et en vous administrant un massage quotidien à l'huile de sésame (voir p. 134). Bien sûr, lorsque vous prenez des mesures en vue de neutraliser les tendances des saisons et des cycles de votre vie, vous réduisez les risques de manifestation de tous ces effets.

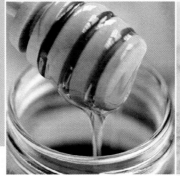
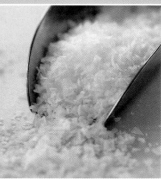
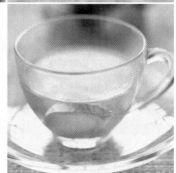

Votre cure
à la maison

Maintenant que vous avez découvert votre combinaison unique de doshas et tout déséquilibre possible en vous, vous êtes prêt à vous engager sur la voie de la santé et de l'harmonie. Afin de réaliser cet état de bien-être et de bonheur, vous devez tenter d'équilibrer votre vie dans plusieurs secteurs importants. L'ayurveda européen ne fonctionne pas de manière rigide. Il ne faut pas l'envisager comme une visite à une clinique de santé, où vous vous sentez purifié et détendu durant quelques jours, pour revenir à vos pires habitudes dès que vous entrez à la maison! Il s'agit, à la place, d'un club de santé fait sur mesure pour vos besoins et votre environnement et que vous allez fréquenter tout au cours de votre vie. La cure à la maison concerne les trois aspects évoqués dans le questionnaire : votre diète, votre corps et votre métabolisme, ainsi que votre mental et vos émotions.

4

La cure alimentaire

En ayurveda, les aliments sont des médicaments et on ne saurait trop souligner leur incidence sur votre santé. En règle générale, les professionnels occidentaux de la santé reconnaissent que certains aliments, soit par leur excès, soit par leur pénurie ou par leur absence, peuvent être à l'origine de maladies. Ainsi, on sait qu'une diète trop riche en graisses augmente les risques d'accident vasculaire cérébral et de crise cardiaque, et que l'Organisation mondiale de la santé a même établi un lien entre la carence de certains fruits et légumes et certains types de cancers.

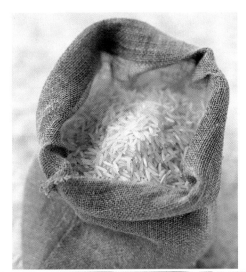

ALIMENTS VATA

Qualités à rechercher
Chaud, gras, lourd, sucré, aigre, salé
Qualités à réduire
Froid, sec, léger, amer, astringent

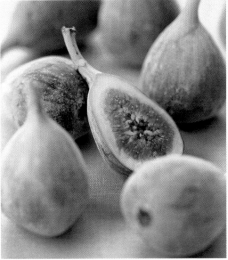

ALIMENTS PITTA

Qualités à rechercher
Sucré, amer, frais, astringent, lourd
Qualités à réduire
Relevé, salé, aigre, léger, trop gras
par-dessus tout, les pitta devraient éviter
les aliments acides

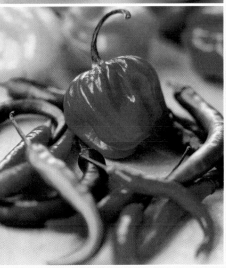

ALIMENTS KAPHA

Qualités à rechercher
Léger, sec, chaud, épicé, amer, astringent
Qualités à réduire
Lourd, gras, froid, sucré, salé, aigre

Les aliments comme médicaments

EN AYURVEDA, ON CONSIDÈRE QUE CERTAINS ALIMENTS SONT DES MÉDICAMENTS, ET CE, NON SEULEMENT À CAUSE DE LEURS QUALITÉS NUTRITIVES. CELA CONCERNE LES EFFETS BIENFAISANTS OU NOCIFS DE L'ALIMENT AU COMPLET — PAS SEULEMENT CERTAINS DE SES CONSTITUANTS — SUR LES GENS.

L'accent est ici mis sur l'individu : quelques aliments peuvent être bons ou mauvais pour vous, selon votre constitution doshique. Ainsi, le festin de l'un peut vraiment être le poison de l'autre. Vous trouverez les lignes directrices sur la manière de neutraliser les déséquilibres alimentaires doshiques aux pages 56-61.

Vous devriez cependant garder à l'esprit qu'il ne s'agit que de lignes directrices. À mesure que votre sensibilité augmente par rapport aux réactions de votre corps aux aliments quotidiens, vous devenez conscient des réponses internes plus subtiles : voilà ce que vous devriez écouter par-dessus tout.

Ama et agni

La bonne alimentation et la bonne digestion sont d'une grande importance en ayurveda, car on considère le résultat d'une nourriture mal digérée, connu sous le nom d'ama, comme le principal responsable des maladies. En français, on traduit souvent « ama » par « toxines » mais, en fait, le sens de ce mot va beaucoup plus loin, même si les toxines sont incluses dans ama. Parce qu'il encombre le système, ama ralentit toutes les autres opérations du corps, ce qui entraîne à son tour un nouvel encombrement d'ama.

Quand la nourriture est bien digérée et métabolisée, le risque de voir apparaître ama est moindre ; une bonne digestion est donc essentielle dans la pensée ayurvédique. La capacité du corps à digérer et à métaboliser est régie par agni — la force digestive, ou le feu —, qui peut convertir la nourriture en énergie. On peut avoir un agni plus ou moins fort, ce qui permet de digérer la nourriture plus ou moins bien. L'agni du pitta est habituellement le plus fort, tandis que le feu digestif du vata est le plus imprévisible et celui du kapha, le plus lent.

La nourriture devrait être délicieuse

La nourriture devrait tout simplement être délicieuse : sa combinaison de parfums et de saveurs devrait être irrésistible ! Tout comme les animaux dans la nature recherchent des aliments dotés de propriétés médicinales particulières grâce à leurs sens du goûter et de l'odorat, les êtres humains aussi peuvent apprendre à équilibrer leur diète en équilibrant les saveurs. Nous parlons, bien sûr, du goût véritable des aliments complets, non celui des additifs artificiels conçus pour séduire les palais blasés.

L'ayurveda reconnaît six groupes de saveurs différents (voir p. 54-55). Si un repas ne contient pas une ou plusieurs de ces saveurs, il sera finalement insatisfaisant et vous ressentirez l'envie de la saveur manquante. Tel est le dilemme de celui qui suit une diète : évitant les aliments sucrés afin de perdre du poids, il finit plus tard par se gaver de chocolat.

En général, l'ayurveda européen encourage la consommation d'aliments biologiques, qui n'ont pas été exposés à la contamination chimique, et d'aliments cuits plutôt que crus, qui se digèrent plus facilement.

La manière de manger

Ce n'est pas seulement ce que vous mangez qui compte. Tout aussi importante est la manière dont vous mangez et le moment où vous mangez. Le repas principal de la journée devrait être celui du midi ; ceux du matin et du soir devraient être légers, car vous les mangez durant la période kapha, quand votre digestion est à son plus bas.

Durant le repas, demeurez concentré sur la nourriture : ne soyez pas distrait par la lecture ou par la télévision. Mangez lentement, mâchez bien votre nourriture et prenez le temps de savourer. Les gens de type pitta trouvent ce comportement très difficile à adopter : ils ont tendance à manger trop vite, ce qui se solde par une indigestion. Faites l'effort conscient de déposer votre fourchette entre les bouchées et de ne pas la reprendre tant que vous n'avez pas avalé. Engloutir la nourriture signifie aussi aspirer de l'air, ce qui entraîne un excès de vata dans le système digestif, causant des gaz et des flatulences. Ne mangez pas trop. À la fin du repas, vous devriez être rassasié aux trois quarts ; mais il vous est impossible d'en juger si vous mangez trop vite. À la fin du repas, demeurez assis quelques minutes et faites ensuite une courte marche (5 à 10 minutes) en vue d'aider la digestion et de calmer le mental.

Vos émotions aussi agissent sur votre digestion. Vous devriez toujours tenter de manger dans un environnement confortable et calme, et renoncer à manger si vous êtes en colère ou bouleversé — de telles émotions peuvent gâter la nourriture dans votre estomac. Selon l'ayurveda, la personne qui prépare le repas devrait se sentir tranquille et posée pendant la préparation, afin que la nourriture apporte tous ses bienfaits.

Si vous grignotez entre les repas, votre digestion en sera perturbée, car il lui faut normalement entre trois et cinq heures pour se compléter. Or, si vous avez faim, prenez un fruit ou un jus de fruits. Une cuillerée à café de miel dans de l'eau chaude restaurera aussi votre énergie et calmera votre faim.

Finalement, l'ayurveda conseille de manger des aliments chauds ou à la température ambiante. Les boissons froides ou glacées diluent le feu digestif nécessaire à la bonne transformation de la nourriture.

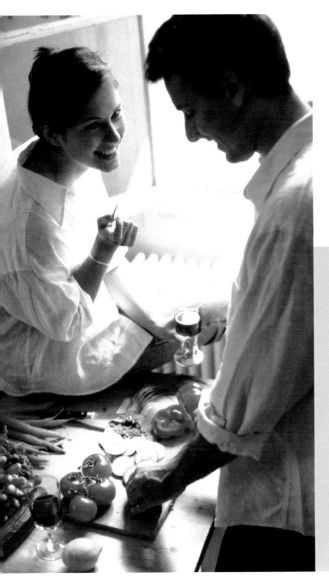

Il est préférable de manger de **mauvais aliments** avec une **bonne attitude** que de manger de bons aliments avec une mauvaise attitude.

Les groupes
de saveurs ayurvédiques

SELON L'AYURVEDA, CHAQUE ALIMENT APPARTIENT À UN GROUPE PAR-
TICULIER DE SAVEURS ET, POUR MAINTENIR UNE DIÈTE ÉQUILIBRÉE ET
SAINE, IL VOUS FAUT UN PEU DE CHAQUE GROUPE À CHAQUE REPAS.

Cette variété de saveurs assure autant la stimulation de la digestion que la bonne assimilation. Une diète concentrée sur une sorte d'aliment n'est pas bien équilibrée et peut engendrer bien des problèmes. Par exemple, le haut taux de sel et de gras de la nourriture industrielle, si populaire en Occident, provoque l'obésité, l'hypertension artérielle et les maladies cardiaques.

L'ayurveda divise la nourriture en six groupes : sucrée, aigre, salée, épicée, amère et astringente. Cette façon de diviser les aliments peut paraître étrange au départ. Par exemple, la plupart des gens ne considéreraient pas le lait ou le pain comme sucrés. Ces regroupements dépendent non seulement des aliments que nous mangeons, mais aussi de la manière dont nous les mangeons et comment nous stimulons notre système digestif afin d'optimiser l'assimilation des éléments nutritifs. Vous devriez toujours suivre le programme diététique de votre dosha principal comme vos réponses l'ont indiqué dans la partie digestion du questionnaire. Vos réponses aux questions B du reste du questionnaire, quand elles indiquent un dosha différent de celui des réponses A, soulignent vos déséquilibres. Dans ce cas, continuez à appliquer le programme diététique de votre dosha principal, mais ajoutez-y les conseils contenus aux pages suivantes sur la *manière* de manger et de boire.

LES SIX GROUPES 6

AIGRE

- Agrumes
- Produits laitiers fermentés (yaourt, fromage, etc.)
- Vin, vinaigre

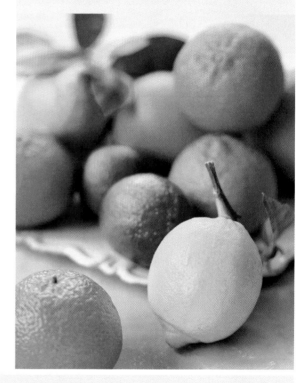

ÉPICÉ

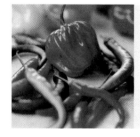

- Légumes au goût épicé, comme les oignons et les radis
- Épices et saveurs relevées (ail, piment rouge, poivre)

SUCRÉ

- Lait, crème, beurre, beurre clarifié
- Fruits doux (mangues, dattes, figues, etc.)
- Légumes racines cuits
- Haricots secs et lentilles
- Pain et grains

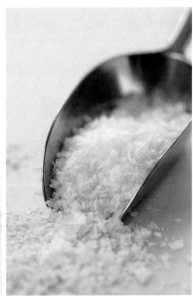

SALÉ

- Sel
- Amuse-gueule

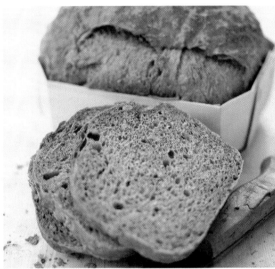

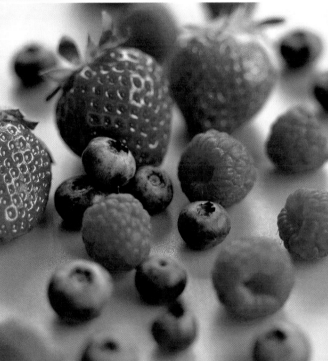

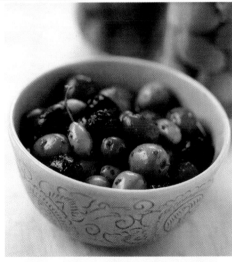

AMER

- Olives
- Légumes à feuilles vertes cuits

ASTRINGENT

- Noix
- Miel
- Légumes crus
- Fruits non mûrs, pommes, baies

Neutralisation d'un déséquilibre vata

Les gens de type vata ont souvent une digestion imprévisible ou faible et ils souffrent de gaz et de flatulences. Pour cette raison, les fèves et les légumineuses ne sont pas recommandées pour quiconque souffrant d'un excès de vata. Dans l'établissement d'une routine et d'un maintien des niveaux d'énergie, on devrait prendre les repas à heures régulières et absorber le repas principal au milieu de la journée, alors que le pitta — donc la digestion — est à son plus fort. Au petit-déjeuner, prenez du gruau, de la compote aux fruits, des rôties avec du beurre clarifié et de la confiture, une boisson énergisante (voir p. 63) et une tisane ou de l'eau chaude. Évitez le thé et le café. Les gens de type vata devraient consommer des aliments biologiques non raffinés en raison des effets calmants qu'ils procurent. En général, l'idée de base pour les vatas est de choisir les aliments et les saveurs dont les qualités sont à l'opposé des caractéristiques du vata et de manger davantage qu'ils le font d'ordinaire. Cela ramènera l'équilibre dans leur digestion.

QUALITÉS À **PRIVILÉGIER**
• Chaud, gras, lourd, sucré, aigre, salé
QUALITÉS À **RÉDUIRE**
• Froid, sec, léger, amer, astringent

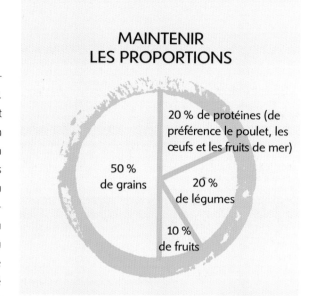

MAINTENIR LES PROPORTIONS

20 % de protéines (de préférence le poulet, les œufs et les fruits de mer)

50 % de grains

20 % de légumes

10 % de fruits

Conseils pour neutraliser le vata

- Prenez du gingembre mariné 15 ou 20 minutes avant tous vos repas, afin de stimuler les sucs gastriques.
- Mangez à des heures régulières.
- Ne grignotez pas entre les repas
- Avant de manger, détendez-vous de 5 à 10 minutes
- Concentrez-vous sur la nourriture quand vous mangez ; ne lisez pas, ne regardez pas la télévision en même temps.
- Mangez dans une atmosphère tranquille et paisible.
- Buvez et mangez uniquement des boissons ou des aliments chauds ou tièdes ; rien de froid ni de glacé.
- Évitez les stimulants comme le café et les boissons gazeuses.

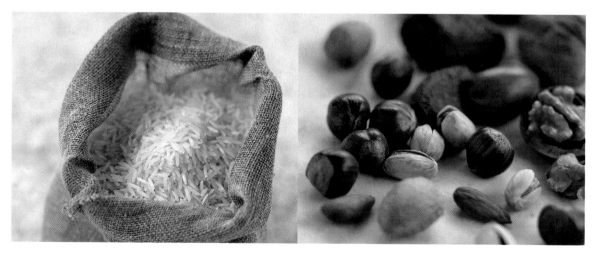

LES ALIMENTS QUI NEUTRALISENT LE VATA

Produits laitiers : Tous les produits laitiers contribuent à réduire le vata excessif. Buvez le lait chaud en combinaison avec d'autres aliments sucrés, non pas en accompagnement d'un repas comprenant toutes sortes de saveurs.

Céréales : Optez pour le riz basmati, le blé, l'avoine cuite. Réduisez l'orge, le maïs, le millet, l'avoine crue (dans le muesli) et le seigle.

Édulcorants : Miel, sucre brut, mélasse, sucre brun, sirop d'érable.

Légumes : Préférez les légumes cuits aux légumes crus. Les betteraves, les carottes, les patates douces, l'ail, les fèves vertes et les citrouilles sont bons pour les types vata. On peut manger de petites quantités de légumes à feuilles vertes, de céleri et de patates, mais les germinations et la laitue sont à éviter.

Fruits : Les fruits doux, aigres et lourds sont bons, surtout les bananes, les avocats, les pêches, les cerises, les mangues, les papayes et les figues. On devrait réduire les fruits secs, légers et astringents, particulièrement les pommes, les poires et les canneberges.

Légumineuses : Les types vata devraient éviter les légumineuses, mais ils peuvent manger des lentilles, des fèves mung et du tofu modérément.

Noix : Les vatas peuvent manger toutes les sortes de noix avec modération.

Viande : Le poulet, les fruits de mer et la dinde sont bons pour les types vata, mais vous devriez éviter la viande rouge.

Huiles : Toutes les huiles sont bonnes pour les vatas.

Herbes et épices : Toutes les épices sont bonnes pour les vatas, surtout la cannelle, la coriandre, la cardamome, le cumin, le safran, le sel et le gingembre frais.

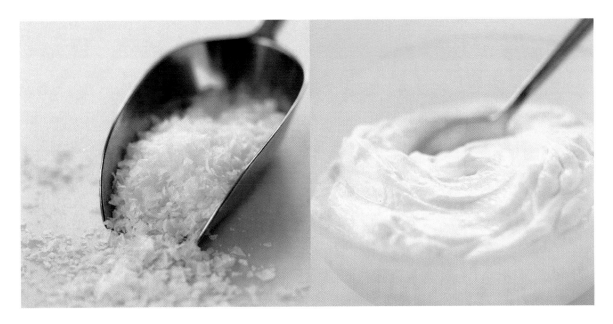

Neutralisation d'un déséquilibre pitta

Le type pitta a une digestion à la fois forte et régulière. Il est important pour lui d'avoir un repas satisfaisant en milieu de journée, alors que le pitta est à son plus fort, sinon son estomac deviendra trop acide, ce qui engendre beaucoup d'inconfort. Le petit-déjeuner est important et les pitta ne devraient jamais se laisser aller à le sauter. Choisissez des céréales avec du lait, du gruau, de la compote aux fruits, des rôties avec du beurre clarifié ou des confitures. Ne prenez jamais un petit-déjeuner frit ni de thé ou de café. Le thé à la menthe poivrée est très rafraîchissant pour les pitta ; ils devraient en boire au petit-déjeuner et durant la journée. Les pitta devraient manger des aliments biologiques non raffinés, qui neutralisent le pitta. En général, l'idée de base pour les pitta est de choisir les aliments et les saveurs dont les qualités sont à l'opposé des caractéristiques du pitta, qui est chaud, tranchant, lumineux, liquide, légèrement gras et amer. Cela ramènera l'équilibre dans leur digestion.

Conseils pour neutraliser le pitta

- Mangez lentement.
- Ne mangez pas trop.
- Ne grignotez pas entre les repas.
- Ne sautez pas de repas.
- Évitez de travailler, de regarder la télévision et de lire pendant les repas.
- Asseyez-vous toujours pour manger.
- Prenez votre repas principal le midi.
- Demeurez assis et reposez-vous pendant cinq minutes à la fin du repas.

MAINTENIR LES PROPORTIONS

- 20 % de protéines (de préférence les légumineuses, le fromage cottage, le poulet, le cerf et le lapin)
- 50 % de grains
- 20 % de légumes
- 10 % de fruits

- Buvez un lassi ou du thé à la menthe poivrée après les repas.
- Évitez l'alcool.
- Mangez calmement. Si vous vous sentez en colère ou bouleversé, prenez le temps de vous calmer avant de manger.
- Évitez les stimulants comme le café ou les boissons gazeuses.

QUALITÉS À **PRIVILÉGIER**
• Sucré, amer, astringent, lourd, frais
QUALITÉS À **RÉDUIRE**
• Épicé, salé, aigre, léger, trop gras.
• Par-dessus tout, les pitta devraient éviter les aliments acides.

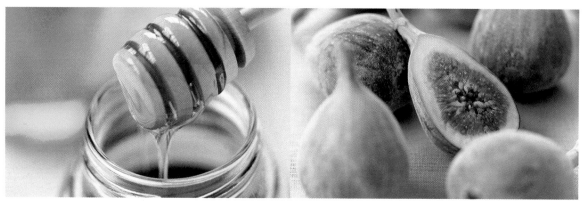

LES ALIMENTS QUI NEUTRALISENT LE PITTA

Produits laitiers : Le beurre clarifié et le lait sont excellents pour les pitta. On devrait diminuer les aliments aigres, comme le fromage et le yaourt, particulièrement le fromage vieilli à pâte ferme, qui aggrave le pitta.

Céréales : Optez pour le riz basmati, le blé et l'avoine. Réduisez le maïs, le millet et le seigle.

Édulcorants : Les sucres bruts sont préférables pour les pitta. Le sirop d'érable est très bon.

Légumes : La plupart des légumes sont bons pour les pitta. À l'exception des oignons, de l'ail, des piments forts et des tomates.

Fruits : Tous les fruits doux sont bons, surtout les raisins et les raisins secs. Cependant, on devrait diminuer les fruits aigres et non mûrs, et éviter complètement les agrumes (sauf les citrons).

Légumineuses : On peut consommer des lentilles rouges avec modération, mais on devrait éviter les haricots rouges et le tofu.

Noix : Toutes les noix sont bonnes, sauf les arachides, lorsqu'elles sont consommées avec modération.

Viande : Le poulet et la dinde sont bons pour les pitta. Évitez les poissons gras et la viande rouge.

Huiles : Le beurre clarifié est le meilleur — il a un effet désintoxiquant — et le coco est bon également. Des quantités modérées de beurre et d'huile d'olive sont bonnes.

Herbes et épices : Le fenouil, la cannelle, la coriandre, la cardamome, le cumin, le safran, le gingembre frais et la noix de muscade sont à privilégier.

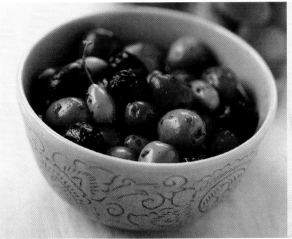
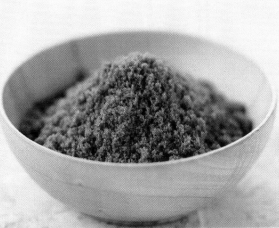

Neutralisation d'un déséquilibre kapha

Les gens de type kapha ont souvent une digestion lente et une tendance à trop manger ; ils affectionnent particulièrement les aliments sucrés et gras. Ils sont les plus susceptibles de prendre du poids, dont ils ont de la difficulté à se débarrasser par la suite. Or, le fait de manger tard le soir augmente les risques d'embonpoint ; le repas principal devrait être celui du midi. S'ils ne se sentent pas affamés, les gens de type kapha devraient sauter le petit-déjeuner. Ils peuvent prendre du café le matin, car ils sont les seuls à bénéficier de ce genre d'excitant. Sinon, des rôties avec du beurre clarifié et du miel, des galettes de riz et de la compote aux fruits forment un bon petit-déjeuner, avec une tisane chaude et stimulante agrémentée de clous de girofle, de cannelle et de gingembre. Les kapha devraient manger des aliments biologiques non raffinés, qui neutralisent le kapha. Ils devraient éviter les produits laitiers, qui produisent un excès de mucus. En général, l'idée de base pour les kapha est de choisir les aliments et les saveurs dont les qualités sont à l'opposé des caractéristiques du kapha.

QUALITÉS À **PRIVILÉGIER**
• Léger, sec, chaud, épicé, amer, astringent
QUALITÉS À **RÉDUIRE**
• Lourd, gras, froid, sucré, salé, aigre

MAINTENIR LES PROPORTIONS

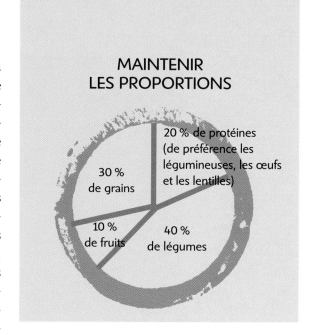

20 % de protéines (de préférence les légumineuses, les œufs et les lentilles)

30 % de grains

10 % de fruits

40 % de légumes

Conseils pour neutraliser le kapha

- Levez-vous tôt et faites des exercices vigoureux.
- Si vous n'avez pas faim, sautez le petit-déjeuner.
- Prenez du gingembre mariné avant chaque repas.
- Le matin, prenez du café fraîchement moulu afin de stimuler votre système.
- Évitez tous les produits laitiers et les boissons gazeuses.
- Réduisez votre consommation de viande rouge et toutes les huiles.
- Prenez votre repas principal le midi.
- Faites une marche de 5 à 10 minutes après le repas.
- Ne mangez pas après 19 h.

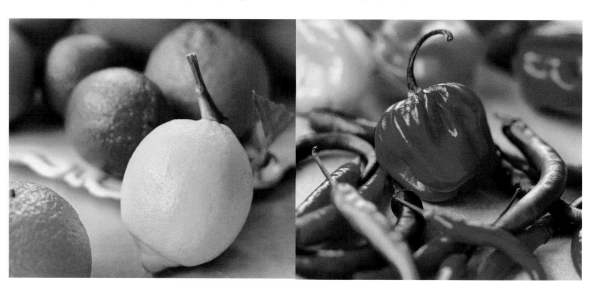

LES ALIMENTS QUI NEUTRALISENT LE KAPHA

Produits laitiers : Réduire la consommation de tous les produits laitiers, surtout le lait, le fromage et le beurre. Occasionnellement, vous pouvez boire du lait chaud à faible teneur en gras, mais jamais si vous souffrez d'un rhume ou d'une quelconque congestion. Ne mangez pas de crème glacée.

Céréales : Les céréales sont bonnes pour les types kapha, surtout l'orge, le maïs et le seigle, mais il faudrait diminuer l'avoine, le riz et le blé.

Édulcorants : Les types kapha adorent le sucre mais, à l'exception du miel, qui est astringent, tous les sucres augmentent le kapha, et on devrait les éviter.

Légumes : Les légumes épicés et amers sont bons pour les types kapha, surtout le brocoli, les choux de Bruxelles, le chou, le céleri, le fenouil, la laitue, les poireaux, les champignons et les oignons. Vous devriez éviter les légumes sucrés comme les tomates, les patates et les courgettes.

Fruits : Les fruits légers et astringents sont les meilleurs : pommes, poires, cerises et baies. Évitez les fruits sucrés et lourds comme les avocats, les bananes, les figues, les dattes, la noix de coco et tous les agrumes.

Légumineuses : Toutes les légumineuses sont bonnes, sauf les haricots rouges.

Noix : Évitez toutes les noix.

Viande : Les types kapha devraient consommer la viande et le poisson avec parcimonie. Ils ne devraient manger que la viande blanche du poulet et de la dinde, ainsi que des poissons non gras.

Huiles : De faibles quantités d'huile d'amande et de sésame sont acceptables ; évitez toutes les autres huiles.

Herbes et épices : Toutes les épices font du bien aux types kapha, mais ils devraient éviter le sel.

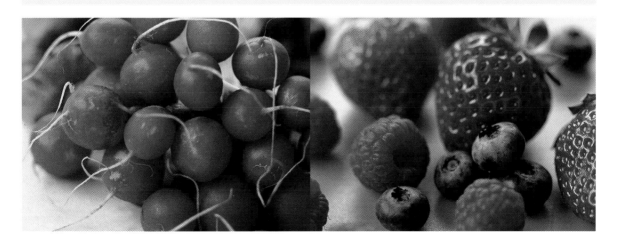

Élixirs naturels

IL EXISTE PLUSIEURS ÉLIXIRS NATURELS FAVORABLES À LA SANTÉ ET À LA DIGESTION, QUI AUGMENTENT L'ÉNERGIE ET QUI CALMENT LE MENTAL. LES ÉLIXIRS DÉCRITS DANS LES PAGES SUIVANTES SONT FACILES À PRÉPARER ET À INCLURE DANS VOTRE CURE QUOTIDIENNE. SI VOUS LES CONSOMMEZ RÉGULIÈREMENT, VOUS NOTEREZ UNE AMÉLIORATION CERTAINE.

Gingembre mariné

Prendre du gingembre mariné une demi-heure avant le repas stimule et équilibre le système digestif. Cela vous aide à assimiler le plus possible la valeur nutritive des aliments et réduit la quantité d'aliments non digérés (ama) qui peut s'accumuler dans le système. Les types vata et kapha devraient en consommer avant le repas du midi et du soir ; les types kapha devraient, en plus, l'ajouter au petit-déjeuner. Les types pitta tirent également bienfait du gingembre mariné, à moins que leur système ne souffre d'un grave excès de pitta, que leur estomac ne soit dérangé ou qu'ils n'aient la diarrhée.

Pour une journée
2 c. à café de jus de citron frais
2 c. à café de miel
Une pincée de sel
2 c. à café combles de gingembre frais râpé

1 Ajoutez le jus de citron, le miel et le sel au gingembre râpé.
2 Mélangez bien le tout.
3 Prenez 1 c. à café de la marinade comme aide à la digestion 20 ou 30 minutes avant le repas du midi ou du soir.

Pour une semaine
240 g (8 oz) de gingembre
Du jus de citron pour couvrir le gingembre
Du miel en proportion
Du sel en proportion

Mélangez les ingrédients dans un pot à confiture. Rangez au frigo et remuez avant de consommer, tel que décrit plus haut.

Boisson du soir

Cette boisson est très calmante et procure une bonne nuit de sommeil. On la recommande notamment aux types vata et pitta, mais elle convient aussi aux types kapha si ce n'est pas la saison kapha et si vous ne souffrez pas de problèmes de sinus, de rhume, de congestion ou d'excès de mucus.

150 ml (²/₃ tasse) de lait ou de lait et d'eau
2 c. à café combles de gingembre frais râpé

8 à 10 raisins secs
½ à 1 c. à café de beurre clarifié
4 cm (1 ½ po) de gousse de vanille
Une pincée de cardamome
Une pincée de safran
Une pincée de noix de muscade

1 Mettez tous les ingrédients dans une casserole et portez lentement à ébullition.
2 Laissez mijoter 2 minutes.
3 Versez dans une tasse et buvez avant d'aller au lit.

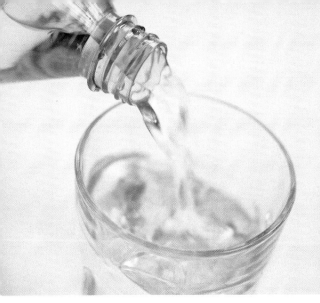

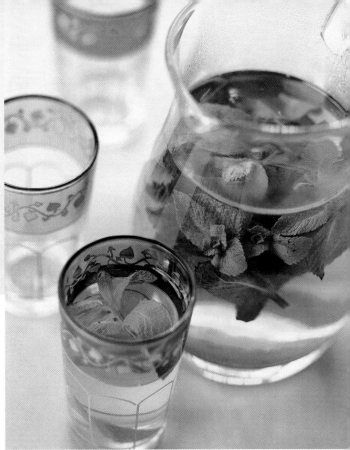

Boisson énergisante pour le matin

L'ayurveda considère le lait de vache comme un aliment très nourrissant, qui augmente la force physique ainsi que la longévité et qui calme le mental. Bouilli et épicé, il est plus facile à digérer : cela évite certains problèmes. C'est une bonne boisson pour les types vata et pitta au petit-déjeuner et elle convient aussi aux types kapha lorsque la saison et le climat ne sont pas de type kapha (l'hiver ou le temps froid et humide). Par tradition, en ayurveda, on évite les produits laitiers le jour de la nouvelle lune, qui augmente le kapha et la tendance à engraisser. Cependant, le jour de la nouvelle lune est particulièrement approprié pour entreprendre un programme de désintoxication liquide (voir p. 66-69).

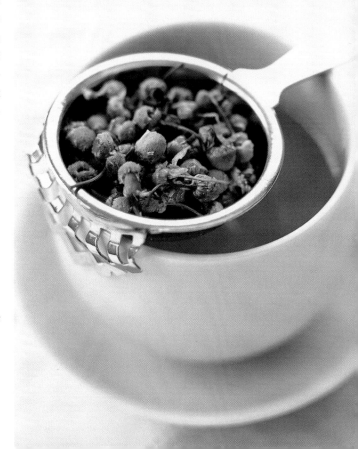

150 ml (²/₃ tasse) de lait ou de lait et d'eau
2 c. à café combles de gingembre frais râpé
2 dattes fraîches
½ à 1 c. à café de beurre clarifié
Une pincée de cardamome
Une pincée de safran
Sucre au goût (facultatif)

1 Mettez tous les ingrédients dans une casserole et portez lentement à ébullition.
2 Laissez mijoter pendant 2 minutes.
3 Versez dans une tasse et buvez.

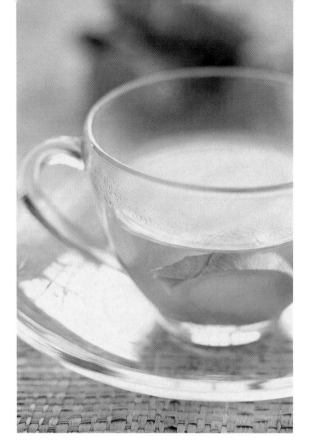

L'eau chaude

Boire de l'eau chaude toute la journée aide le corps à éliminer les déchets et empêche la déshydratation. On chauffe l'eau pour accélérer toutes les réactions, tout comme le lavage à l'eau chaude est plus efficace que le lavage à l'eau froide. Il est préférable de faire bouillir l'eau durant 2 minutes (on croit que cela ajoute à l'eau du prana, de l'énergie vitale). Buvez-en au moins 1 litre (4 tasses) par jour, siroté régulièrement toutes les demi-heures. Évitez d'en boire trop durant l'heure précédant le repas, bien qu'une tasse au cours du repas facilite la digestion. Afin de varier le goût, les types pitta devraient boire du thé à la menthe poivrée pour rafraîchir leur système, alors que les types vata tireront bienfait d'une tranche de gingembre frais dans l'eau.

Churnas

Ce sont des assaisonnements doshiques utilisés pour ajouter de la saveur aux aliments. Utilisez le churna approprié pour neutraliser votre déséquilibre spécifique.

Le churna VATA

1 c. à café comble de cumin
1 c. à café de gingembre
1 c. à café de fenugrec
1 c. à café de sucre
½ c. à café de safran
Une pincée de sel

OU

1 c. à café comble
de cardamome
1 c. à café de cumin
1 c. à café de gingembre
½ c. à café de noix de muscade
Une pincée de hing (asa-fœtida)
Une pincée de sel

Le churna PITTA

1 c. à café comble de fenouil
1 c. à café comble de cumin
1 c. à café de safran
1 c. à café de coriandre
½ c. à café de sucre
½ c. à café de cardamome
Une pincée de sel

Le churna KAPHA

1 c. à café comble de gingembre
1 c. à café comble de poivre noir
1 c. à café de clous de girofle
en poudre
1 c. à café de sucre
1 c. à café de coriandre
½ c. à café de cannelle
½ c. à café de safran

Le beurre clarifié

Selon l'ayurveda, le beurre clarifié (*ghee*) est un des aliments les plus bienfaisants pour la santé, car il calme tous les doshas. Très pur, il augmente agni (le feu de la digestion) ainsi que toutes les énergies digestives et les enzymes du corps. Contrairement aux autres huiles et aux autres gras, il n'encombre pas le foie mais le fortifie. On le considère comme bienfaisant pour les yeux lorsqu'il est consommé ; en ayurveda européen, il existe aussi un traitement externe au beurre clarifié pour les yeux.

1 Mettez 240 g (1 tasse) de beurre non salé dans une casserole au fond épais et laissez mijoter à feu doux.

2 Faites cuire très lentement de 45 minutes à 2 h, jusqu'à ce que le beurre prenne une apparence dorée transparente. Quand il n'y a plus de bulles, toute l'eau s'est évaporée et le beurre clarifié est prêt.

3 Laissez refroidir un peu, puis filtrez le beurre clarifié dans un pot à l'aide d'une mousseline.

4 Étendez sur le pain ou utilisez pour la cuisson.

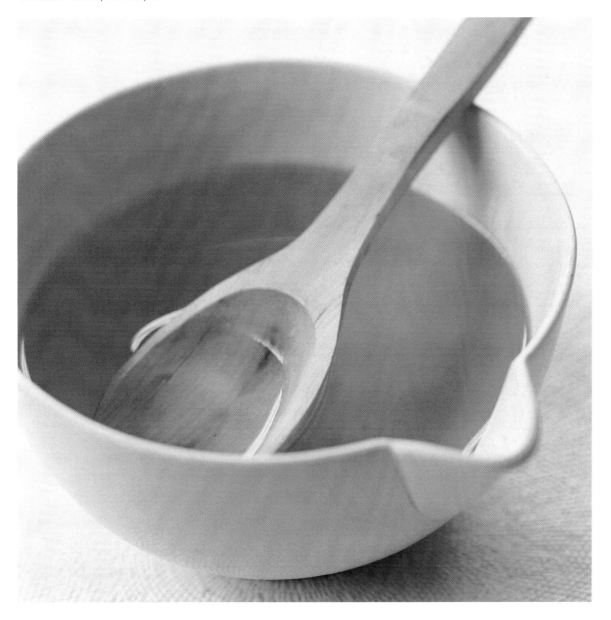

Le programme d'une journée

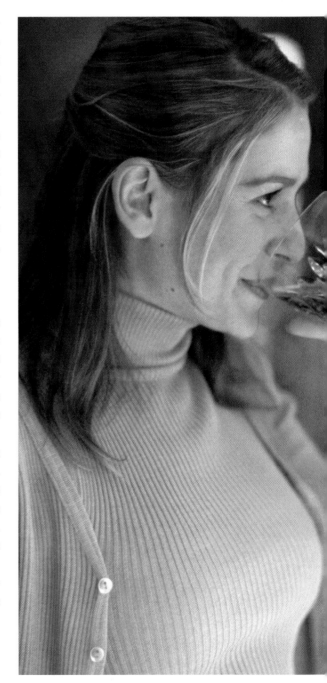

Le programme d'une journée permet de nettoyer et de désintoxiquer le corps uniquement à l'aide de liquides. La soupe peya contient les protéines et glucides dont vous avez besoin pour la journée. Elle constitue l'essentiel de la diète, élimine les toxines du système et réduit ama, tout en équilibrant et en calmant le système en entier. Bien que le but premier soit de nettoyer le corps, la plupart des gens découvrent que ce programme éclaircit leur état mental et émotionnel, ce qui amène une réelle légèreté de l'être. Vous devriez donc l'inclure dans votre vie et y recourir régulièrement. Les gens de type vata devraient s'adonner à une journée entièrement liquide une fois toutes les quatre à six semaines, les gens de type pitta une fois toutes les deux semaines et les gens de type kapha une fois par semaine.

Plus de liquide

Durant le programme d'une journée, vous devriez boire beaucoup de liquide, au moins 1 litre (4 tasses) d'eau chaude, si possible davantage. Afin d'ajouter de la saveur, essayez le thé au fenouil, au gingembre, à la cannelle ou à la cardamome. Tous ces thés sont préparés en faisant infuser les herbes ou les épices ; on n'utilise aucun thé noir.

Les jus de fruits non acides, comme la poire, la mangue et le raisin blanc constituent de bons choix, mais les oranges et les autres agrumes sont trop acides pour une cure de désintoxication. Évitez aussi le jus de pomme, car il peut augmenter les gaz et les flatulences. Buvez tous les jus à la température de la pièce ; les jus froids ou glacés nuisent au processus de nettoyage.

Si vous sentez que la soupe seule ne suffit pas, prenez des rôties avec du beurre clarifié. Cependant, buvez d'abord ; on confond souvent la soif et la faim.

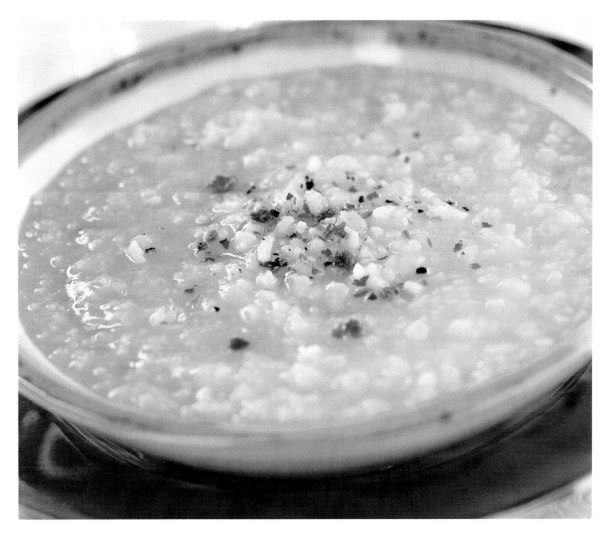

La soupe peya

Pour une personne

115 g (½ tasse) de riz basmati

115 g (½ tasse) de mung dhal (haricots secs mung) jaune

2 c. à café combles de gingembre frais

½ c. à café de safran

1 c. à café de cumin

Sel et poivre noir fraîchement moulu

Une petite pincée de hing (asa-fœtida)

1 Mettez le riz et le mung dhal dans une casserole et lavez plusieurs fois.

2 Couvrez d'eau fraîche et amenez à ébullition.

3 Une fois le mélange à ébullition, fouettez avec un batteur jusqu'à ce que le riz et le dhal soient réduits à une consistance crémeuse. Si nécessaire, ajoutez de l'eau bouillante jusqu'à ce que vous obteniez une soupe claire. Laissez mijoter pendant 20 minutes ou jusqu'à ce que le mélange soit très crémeux.

4 Ajoutez les épices et faites cuire pendant quelques minutes, en agitant bien la soupe. Servez immédiatement, ou conservez dans une bouteille thermos, pour consommer la soupe plus tard dans la journée. On peut la conserver ainsi pendant 4 à 5 heures.

RECOMMANDATIONS PARTICULIÈRES

Vous allez réagir aux fluides selon votre dosha. Vous trouverez ci-dessous des recommandations afin de rendre la cure d'une journée la plus confortable et la plus bienfaisante possible.

VATA   Suivez la routine quotidienne expliquée aux pages 108-111 et ne sortez pas, à moins qu'il ne fasse chaud.

- Il est important que les gens de type vata demeurent au chaud durant une journée tout liquide. Assurez-vous donc que votre environnement est chaud, ne mangez ni ne buvez que des liquides chauds.
- S'il vous est possible de passer la journée en silence, cela vous sera très bénéfique ; décrochez donc le téléphone et activez votre répondeur.
- Si le silence vous est difficile, mettez de la musique douce. On recommande des activités artistiques et créatrices, à condition qu'elles ne soient pas physiquement exigeantes.
- Durant la période vata (14 h à 18 h), un peu de yoga supplémentaire vous ferait du bien ; si vous préférez, utilisez la journée pour vous reposer le plus possible.

PITTA   Suivez la routine quotidienne expliquée aux pages 112-115.

- Vous devez boire beaucoup de thé à la menthe poivrée durant la journée — au moins 2 litres (8 tasses).
- Si vous vous sentez trop affamé, prenez des rôties (sans rien étendre dessus) ; assurez-vous de manger très peu et lentement.
- On devrait éviter les films violents et même les nouvelles télévisées ; les vidéos drôles sont une bonne idée, tout comme passer du temps avec des amis qui vous réconfortent et qui vous font rire.
- Allez marcher doucement le matin et saisissez l'occasion pour vous gâter : offrez-vous un manucure ou un masque de beauté.

KAPHA   Suivez la routine quotidienne expliquée aux pages 116-117.

- Assurez-vous de vous lever tôt et faites de l'exercice ; vous disposez de grandes réserves d'énergie et l'exercice ne les épuisera pas, même durant une journée tout liquide.
- Buvez au moins 2 litres (8 tasses) de tisane chaude et stimulante, par exemple au gingembre ou au citron.
- Si vous sortez, assurez-vous de bien vous habiller et de vous garder au chaud.
- Une visite au bain de vapeur est indiquée : cela contribue à réduire le kapha excédentaire.
- Résistez à la tentation de dormir durant le jour, même si vous vous sentez fatigué ; faites plutôt une activité stimulante sur le plan mental.

Le programme d'une journée

Pendant des milliers d'années, l'ayurveda a recommandé de gratter la langue pour faciliter la désintoxication. Faites-le dès votre lever, avant de vous brosser les dents, et, si vous remarquez une accumulation de matière blanche sur la langue (une forme d'ama) durant le jour, répétez l'opération.

Au cours de la journée, tâchez de vous reposer le plus possible. Il n'est pas bon de vous fatiguer physiquement ou mentalement. La méditation et un peu de yoga modéré sont bienfaisants, mais l'exercice violent est déconseillé. Durant les journées tout liquide, le vata est susceptible d'augmenter ; assurez-vous donc particulièrement de vous maintenir au chaud et évitez les courants d'air.

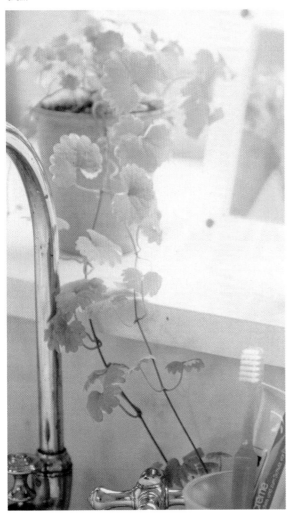

Le jour suivant votre journée tout liquide, allez-y d'une diète végétarienne légère.

Le nettoyage de la langue

Le nettoyage de la langue réduit de façon spectaculaire les bactéries dans la bouche et, par le fait même, les risques de maladies des gencives et la carie dentaire, tout en vous procurant une haleine fraîche. Le brossage de la langue à l'aide d'une brosse à dents dispersera les toxines, mais cela ne les enlèvera pas de la bouche aussi bien qu'un grattoir à langue. On peut trouver des grattoirs à langue en acier inoxydable ou en argent.

Après avoir eu recours à ce genre d'opération à l'occasion du programme d'une journée, vous constaterez combien il est utile de l'inclure dans votre routine quotidienne. C'est la façon la plus efficace d'enlever le film d'ama sur votre langue le matin. Ce film constitue un très bon indicateur de votre état de santé. Si vous avez un film plus épais que d'habitude le matin, réfléchissez à ce que vous avez mangé et à quel moment vous l'avez mangé. Par la seule observation, vous connaîtrez le genre de nourriture qui vous convient ou non, de même que le moment propice pour l'absorber : c'est un parfait outil de renvoi à soi-même ! Si on vous a servi des aliments transformés ou réchauffés, la veille au restaurant, vous trouverez davantage d'ama sur votre langue le matin ; cela en constitue la preuve.

L'utilisation du grattoir à langue

Tirez le grattoir doucement à partir de la base de la langue vers le bout. Ne commencez pas trop loin en arrière, car cela pourrait vous donner un haut-le-cœur. Répétez jusqu'à 30 secondes, en rinçant le grattoir chaque fois.

Le programme de trois jours

LE PROGRAMME DE TROIS JOURS EST COMPLET ET DÉSINTOXIQUE EN PROFONDEUR. IL VIDANGE LE SYSTÈME DE FAÇON EXTRÊMEMENT EFFICACE GRÂCE À DES ALIMENTS LÉGERS, PURIFIANTS ET FACILES À ABSORBER. LES EFFETS FONCIÈREMENT BÉNÉFIQUES DU BEURRE CLARIFIÉ SONT UN ATOUT IMPORTANT DE CE PROGRAMME, MAIS LA QUANTITÉ ABSORBÉE DÉPENDRA DE VOTRE DOSHA PRÉDOMINANT. LES TYPES KAPHA SONT CEUX QUI DEVRAIENT EN MANGER LE MOINS, LES TYPES VATA DEVRAIENT EN CONSOMMER DAVANTAGE QUE LES PRÉCÉDENTS ET, ENFIN, LES TYPES PITTA DEVRAIENT EN INGÉRER LE PLUS. IL EST IDÉAL DE SUIVRE LE PROGRAMME DE TROIS JOURS DEUX FOIS L'AN.

La consommation du beurre clarifié

Le beurre clarifié maîtrise votre agni (le feu de la digestion) et aide à déloger les impuretés (ama), en les expulsant des tissus profonds des voies intestinales.

Vous pouvez préparer d'avance assez de beurre clarifié (voir p. 65) pour toute la durée du programme et le conserver au réfrigérateur. Au froid, il se solidifiera ; vous devrez donc placer le beurre clarifié dans une tasse à l'intérieur d'un bol d'eau chaude jusqu'à ce qu'il soit fondu. Durant ce temps, coupez une orange ou un citron en quatre et remplissez une bouteille thermos d'eau bouillante en ajoutant une tranche de 2,5 cm (1 po) de gingembre.

Lorsque le beurre clarifié présente une couleur dorée claire, il est prêt à boire. Avalez-le d'un seul trait et sucez ensuite l'orange et le citron pour enlever le goût huileux du beurre clarifié. Si vous n'aimez pas l'odeur, pincez-vous le nez en buvant. Reposez-vous ensuite pendant 10 minutes, puis sirotez votre eau au gingembre au rythme d'une demi-tasse par demi-heure, jusqu'à ce que vous sentiez la faim. Ne buvez rien durant la demi-heure avant de manger.

S'il vous est très pénible de prendre le beurre clarifié ainsi, vous pouvez le mélanger avec une demi-tasse de lait et un peu de sucre, pour le goût.

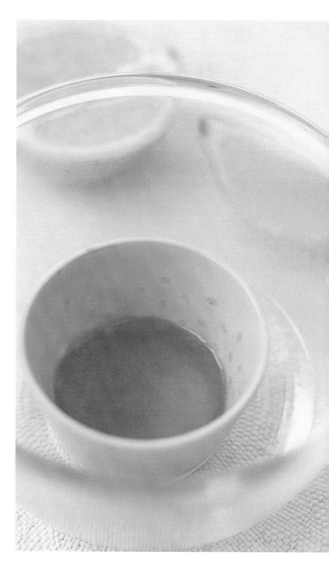

RECOMMANDATIONS PARTICULIÈRES

Suivez les recommandations concernant le programme d'une journée (voir p. 68), selon votre dosha.

VATA
- Débutez votre journée avec 15 ml (1 c. à soupe) de beurre clarifié à jeun.
- Il se peut que vous ayez plus froid qu'à l'habitude durant le programme ; demeurez à l'intérieur, à moins que le temps ne soit chaud et sec, montez le chauffage et couvrez-vous.

PITTA
- Débutez votre journée avec 15 ml (1 c. à soupe) de beurre clarifié à jeun.
- Si cela ne produit aucun effet, augmentez la dose à 35 ml (2 ¼ c. à soupe).
- Vous pouvez faire doucement une marche chaque jour, mais pas au point de vous sentir fatigué.
- Ce programme nettoie et purifie le système au complet. Vous remarquerez peut-être que l'évacuation d'un surplus de pitta vous rend irritable : évitez les affrontements à tout prix.

KAPHA
- Débutez votre journée avec 15 ml (1 c. à soupe) de beurre clarifié à jeun.
- Faites de l'exercice chaque jour, mais sans exagération et arrêtez si vous vous sentez fatigué.
- Comme le surplus de kapha est évacué, il se peut que vous vous sentiez congestionné. La pratique quotidienne du nasya à la maison (voir p. 72) durant le programme vous aidera à y remédier. Toutefois, ne répétez pas le nasya pendant au moins une semaine ensuite, car c'est un processus très puissant, même pour une constitution kapha.
- Ne dormez pas durant le jour, car cela augmente le kapha.

Les meilleurs moments pour exécuter ce programme de trois jours sont les changements de saison, de l'hiver au printemps et de l'été à l'automne. Vous pouvez prolonger la désintoxication d'une quatrième journée en suivant le programme d'un jour (mais sans consommer de beurre clarifié pendant ce dernier jour).

Durant le programme, vous devriez vous mettre au lit et vous lever tôt, en plus de boire chaque jour au moins 2 à 3 litres (8 à 12 tasses) d'eau chaude ou d'une tisane appropriée (voir p. 56-61). Suivez votre routine quotidienne (voir p. 108-117) et donnez-vous aussi un massage à l'huile de sésame tous les après-midi entre 14 h et 16 h (voir p. 134), suivi d'un bain chaud. Prenez votre temps durant le massage et soyez méticuleux : massez toutes les parties de votre corps. Si vous accomplissez le programme en compagnie d'un ami ou d'un partenaire, vous pouvez vous masser mutuellement. Si vous êtes membre d'un club de santé, vous pouvez y recevoir un massage, mais demandez au thérapeute d'utiliser de l'huile de sésame et complétez le massage par 15 minutes dans le bain de vapeur (et non le sauna). Une longue méditation sera très bénéfique.

Finalement, rappelez-vous que la période qui suit immédiatement le programme de trois jours est également très importante si vous voulez en retirer le maximum de bienfaits. Continuez d'observer une diète légère durant la semaine qui suit, en absorbant beaucoup de liquide et en prenant beaucoup de repos. Votre appétit reviendra et vous sentirez un sursaut d'énergie et de vitalité lorsque le processus de purification sera terminé.

Le nasya à la maison

Il s'agit d'un traitement pour quiconque éprouve une congestion à la suite d'un relâchement d'ama, lors du programme de trois jours. Il s'agit d'une version maison du nasya qu'un thérapeute vous administrerait au club de santé, mais cela s'avère malgré tout très efficace pour nettoyer les sinus. Le mucus excédentaire peut s'accumuler et, en faisant pression, causer des maux de tête, de vives douleurs derrière les yeux, ainsi que nuire à la respiration, à l'ouïe et au goût. Des sinus bloqués entraînent aussi de la léthargie, de la lourdeur, un manque d'enthousiasme et même la dépression.

Le mucus est du kapha à l'état pur : les types kapha sont donc les plus susceptibles d'en produire, même si un déséquilibre kapha créera les mêmes effets chez les gens des autres types. Si vous souffrez de ce problème, le traitement devrait se dérouler dans une chambre chaude et exempte de courant d'air. Rejetez toujours le mucus dans un papier mouchoir, ne l'avalez jamais. Évitez les produits laitiers ainsi que les aliments très graisseux ou crus pendant quelques jours avant d'entreprendre le nasya et durant la semaine qui suit le traitement. L'absorption de tisanes aux arômes stimulants aide à rejeter le mucus, tout comme un séjour dans le bain de vapeur avant et après le traitement.

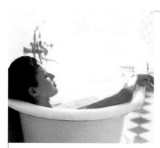

CE DONT VOUS AUREZ BESOIN

• Une bouillotte • Une bouilloire • Une tasse • Un compte-gouttes nasal • De l'huile Olbas (chez le pharmacien) • Des gouttes nasales : 1 c. à café d'huile de sésame, ¼ c. à café de gingembre en poudre, ¼ c. à café de poivre noir, ¼ c. à café de clous de girofle en poudre, le tout chauffé lentement dans une casserole jusqu'à ce que les granules de poudre amollissent. Laissez refroidir, filtrez à l'aide d'une mousseline et les gouttes sont prêtes à être utilisées.

L'enchaînement du nasya

1 Faites le Salut au soleil (voir p. 96-103) vigoureusement durant 5 à 10 minutes, ou jusqu'à ce que vous transpiriez librement.

2 Avec un peu d'huile de sésame chaude, stimulez la tête et le cou d'un vigoureux massage. Plus les mouvements sont rapides, plus vous allez créer de chaleur : cela aide à amollir le mucus avant son expulsion.

3 Versez de l'eau bouillante dans un bol, ajoutez deux ou trois gouttes d'huile d'Olbas et asseyez-vous pendant 10 minutes avec le visage au-dessus du bol, en maintenant une serviette au-dessus de votre tête pour emprisonner la vapeur. Respirez profondément par le nez si vous le pouvez et gardez les yeux fermés, car la vapeur et l'huile d'Olbas pourraient les irriter. La pression simultanée d'une bouillotte sur votre poitrine facilitera également l'expulsion du mucus. Ajoutez de l'eau bouillante ou de l'huile d'Olbas au besoin et, lorsque vous avez terminé, séchez-vous le visage à fond et rapidement, afin qu'il ne prenne pas froid.

4 Allongez-vous sur le lit avec la tête au-dessus du bord, le plus en arrière possible. Placez un mouchoir sur vos yeux afin d'empêcher les gouttes d'y pénétrer. À l'aide du compte-gouttes, injectez une goutte d'huile nasale dans une narine en reniflant fortement quatre ou cinq fois. Mettez cinq gouttes dans la première narine, puis massez-vous le front pendant une minute. Changez de côté et répétez. Si vous trouvez l'huile nasale trop forte, remplacez-la par de l'huile de sésame ordinaire.

5 Répétez les étapes 3 et 4.

6 Prenez un bain chaud. Juste avant d'y entrer, ajoutez-y 5 gouttes d'huile d'Olbas et demeurez dans le bain durant 10 minutes. Gardez une boîte de papiers mouchoirs à portée de la main, car il se pourrait que le mucus s'écoule en grande quantité à cette étape. Séchez-vous minutieusement, en vous maintenant le plus au chaud possible, et mettez-vous au lit avec une tisane stimulante et une bouillotte. Après le nasya, vous allez vous sentir très fatigué et vous devriez prendre du repos et demeurer à l'intérieur le reste de la journée.

LES EFFETS SECONDAIRES ET LA MANIÈRE D'Y FAIRE FACE

Le programme de trois jours est une puissante thérapie de purification et de rétablissement. Au cours de son déroulement, vous pourriez sentir des effets secondaires. Il n'y a pas à s'inquiéter — ils sont en fait des signes d'expulsion d'ama —, mais vous trouverez ci-dessous ce qu'il faut faire pour enrayer tout inconfort.

Problème

Recommandations

Maux de tête

Ils sont habituellement provoqués par l'élimination des toxines, surtout si vous avez trop bu de thé, de café ou d'alcool avant de commencer le programme. D'autres causes possibles incluent le blocage des sinus (ce qui rend la tête trop chaude ou trop froide) et un excès de télévision, de lecture ou de conversation.

- Demeurez tranquille le plus possible et évitez les stimulations. Fermez les yeux et reposez-vous pendant 20 minutes ; toutefois, ne dormez pas durant le jour, car cela augmente le kapha et empire le mal de tête. Si vous méditez, 10 minutes de votre pratique aideront.
- Pratiquez la respiration alternée (voir p. 126-127) durant 3 ou 4 minutes, ou faites du yoga modéré.
- Buvez beaucoup d'eau chaude ou de tisane.
- Dans le cas d'un mal de tête causé par les sinus ou à la suite d'une pression, appliquez de l'huile d'Olbas sur le front et les tempes (mais vérifiez d'abord que l'huile n'irrite pas votre peau). Une inhalation de vapeur peut aussi faire du bien.
- Si vous avez essayé tout cela sans résultat, prenez de l'aspirine. Il n'y a aucun bénéfice à tirer de la douleur.

Douleurs générales

La cause en est probablement le relâchement dans l'organisme des toxines en route vers les voies d'élimination. Ces douleurs peuvent aussi résulter d'anciennes blessures mémorisées par le corps, d'un excès d'exercice sans réchauffement préalable ou sans période de décompression, ou encore d'un manque de repos.

- Une diète légère.
- Un massage à l'huile.
- Appliquez sur la zone endolorie une bouillotte pendant 10 minutes, puis du baume de tigre ou de l'huile d'Olbas, suivi par un bain chaud.
- Demeurez au chaud.
- Faites du yoga en douceur ou le Salut au soleil, mais évitez l'exercice énergique.
- Buvez beaucoup de liquide (voir rubrique *maux de tête* ci-haut).

Manque d'appétit

C'est le signe que le corps en est encore à éliminer. À cette étape, une diète lourde ralentirait le processus d'élimination ; observez donc une diète légère. Se lever tard ou dormir durant le jour augmente le kapha et émousse l'appétit. Reposez-vous le plus possible.

- Pour ramener l'appétit, une diète légère constituée d'aliments bien cuits, facilement digestibles, et de gingembre mariné s'impose. Assurez-vous de continuer de prendre votre repas principal le midi et de ne manger que légèrement le soir. On peut prendre du gingembre mariné avant tous les repas, jusqu'à ce que la digestion redevienne normale.
- Évitez les boissons froides et les aliments crus et froids. Ne buvez rien pendant au moins une demi-heure avant le repas. À d'autres moments de la journée, buvez de l'eau chaude relevée de gingembre frais.

Léthargie et fatigue

Durant le programme, lorsque vous vous relaxez profondément, le corps a la chance de récupérer, mais la fatigue accumulée peut continuer d'être évacuée pendant un certain temps.

- Reposez-vous beaucoup. Couchez-vous et levez-vous tôt.
- Ne faites que de l'exercice modéré.
- Observez une diète légère, consommez du gingembre mariné et beaucoup de boissons chaudes. Une cuillerée à soupe de miel dans de l'eau tiède vous donnera un regain d'énergie, tout comme la boisson énergisante du matin. Évitez les boissons stimulantes et ne dormez pas durant le jour.

Projets de repas

Suivez les recommandations pour le petit-déjeuner relatives à votre déséquilibre (voir p. 56-61). Buvez au moins 1 litre (4 tasses) de liquide durant la journée, en choisissant parmi les boissons décrites dans le programme d'une journée. Les autres recettes du programme de trois jours sont tridoshiques, c'est-à-dire appropriées pour tous les types. À moins d'avis contraire, toutes les recettes sont pour quatre personnes.

Jour un

REPAS DU MIDI

Burgers de courge

Couscous

Haricots verts

Tranches de légumes méditerranéennes

Sauce au poivron rouge

Crème aux mangues et aux poires

REPAS DU SOIR

Soupe aux légumes et à l'orge

Poires et raisins sultanas

BURGERS DE COURGE

(donne 8 burgers)
120 g (4 oz) de courge poivrée hachée,
cuite à la vapeur
150 g (5 oz) de riz cuit
1 c. à café de sauge
Une pincée de thym
Sel et poivre
1 c. à soupe comble de miettes de pain
(obtenues en passant une tranche de pain
épaisse dans le robot culinaire)
Beurre clarifié

1 Écrasez brièvement les cinq premiers ingrédients ensemble. Faites-en huit boulettes.
2 Roulez les boulettes légèrement dans la chapelure pour les recouvrir et aplatissez-les à l'aide d'une palette appropriée.
3 Versez un filet de beurre clarifié et faites cuire les burgers à 200 °C (400 °F) pendant 50 minutes, en les retournant en milieu de cuisson.

*

COUSCOUS

180 g (6 oz) de couscous
1 c. à café comble de sel
Le jus d'un citron
375 ml (1 ½ tasse) d'eau
1 courgette râpée

1 Mélangez les ingrédients dans un plat couvert pouvant aller au four et laissez tremper durant 30 minutes.
2 Faites cuire au four à 170 °C (325 °F) pendant 45 minutes. Vérifiez et remuez plusieurs fois.

*

HARICOTS VERTS

Coupez les extrémités de 250 g (8 ½ oz) de haricots et faites-les bouillir dans une eau légèrement salée jusqu'à ce qu'ils soient cuits.

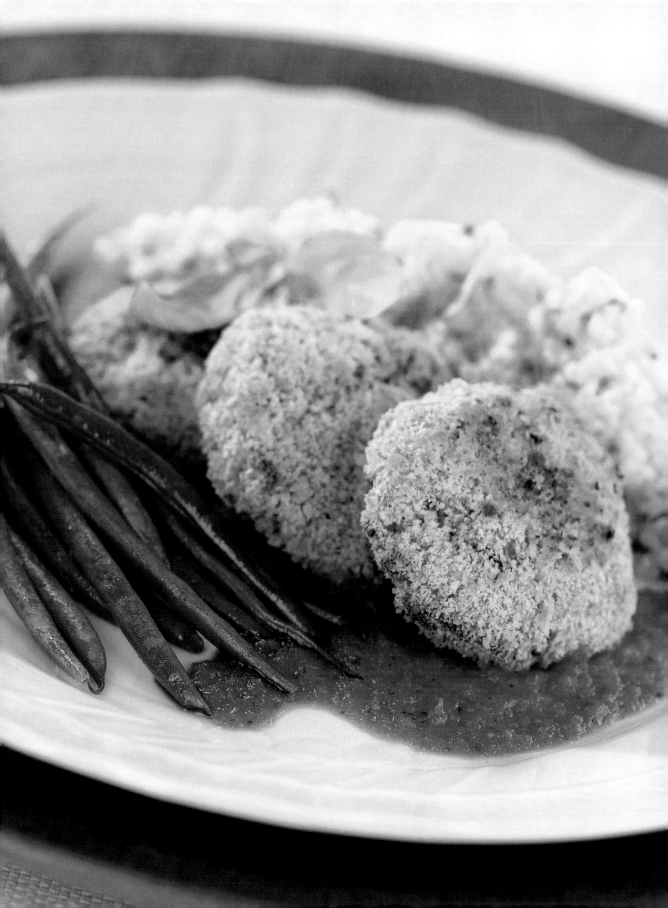

TRANCHES DE LÉGUMES MÉDITERRANÉENNES

3 courgettes de grosseur moyenne
1 grosse aubergine
1 c. à soupe de beurre clarifié
1 c. à café comble de thym
1 c. à café comble de basilic
1 c. à café d'origan
1 feuille de laurier
1 c. à café comble de sel
250 ml (1 tasse) d'eau
1 c. à café comble de betterave râpée
1 c. à café comble de safran

1 Pelez grossièrement les courgettes et coupez-les en tranches.
2 Coupez l'aubergine en morceaux de même grosseur.
3 Faites sauter dans le beurre clarifié à feu moyen ou fort pendant 10 minutes, en ajoutant un peu d'eau quand les légumes deviennent secs.
4 Ajoutez le thym, le basilic, l'origan, la feuille de laurier, le sel et l'eau, et laissez mijoter pendant 25 minutes.
5 Ajoutez la betterave râpée et le safran, et arrangez le tout en tranches.

Note : On peut aussi cuire ce plat dans le four. Mélangez tous les ingrédients, placez dans un plat couvert fait pour le four et faites cuire à 180 °C (350 °F) pendant 45 minutes.

*

SAUCE AU POIVRON ROUGE

½ betterave râpée
2 poivrons rouges, coupés en cubes grossiers
1 petite courgette en cubes
Le jus de 2 carottes
1 c. à café comble de thym
1 c. à café comble d'origan
1 c. à café de basilic
1 c. à café comble de sel
Poivre

750 ml (3 tasses) d'eau
160 ml (⅔ tasse) de lait de soya

1 Mettez tous les ingrédients, excepté le lait de soya, dans une casserole, amenez à ébullition et laissez mijoter pendant 30 minutes.
2 Mélangez dans un robot culinaire et ajoutez le lait de soya. Réchauffez avant de servir.

*

CRÈME AUX MANGUES ET AUX POIRES

3 mangues
6 poires de grosseur moyenne
1 gousse de vanille tranchée
Le jus de 3 pommes

1 Pelez et coupez les fruits et mettez-les dans une casserole.
2 Ajoutez la gousse de vanille et le jus de pomme ; faites cuire à feu doux pendant 30 minutes.
3 Malaxez le tout dans le robot culinaire jusqu'à consistance crémeuse.

*

SOUPE AUX LÉGUMES ET À L'ORGE

75 g (2 ½ oz) d'orge mondé ; faites tremper
pendant 2 heures, lavez et filtrez
1 c. à café comble de sel
1 c. à café comble de gingembre fraîchement râpé
ou haché finement
2 litres (8 tasses) d'eau ou de bouillon
La moitié d'une petite pomme sucrée hachée
1 c. à café comble de raisins secs
1 carotte pelée et hachée
La moitié d'un petit bulbe de fenouil haché finement
6 maïs miniatures coupés en quatre
8 haricots verts tranchés
1 c. à café de cumin
1 c. à soupe comble d'origan frais haché finement

2 c. à soupe combles de persil frais haché finement
Une pincée de hing (asa-fœtida)

1 Faites frire l'orge à sec avec la moitié du sel et du gingembre pendant 1 ou 2 minutes, en remuant constamment.

2 Ajoutez 500 ml (2 tasses) d'eau ou de bouillon, et amenez lentement à ébullition. Remuez, puis laissez mijoter à feu doux, en ajoutant du bouillon au besoin. Remuez de temps en temps.

3 Pendant ce temps, enduisez les fruits et les légumes avec les herbes et laissez reposer pendant 10 minutes.

4 Faites frire à sec les fruits et les légumes, puis ajoutez l'orge, qui devrait maintenant être gonflée.

5 Ajoutez 400 ml (1 ²⁄₃ tasse) d'eau ou de bouillon, amenez à ébullition et faites cuire jusqu'à disparition presque complète du liquide. Ajoutez ensuite le reste du bouillon et continuez la cuisson pendant 30 minutes à feu doux, en remuant de temps en temps.

6 Passez au mixeur et servez.

POIRES ET RAISINS SULTANAS

½ gousse de vanille
4 poires de grosseur moyenne,
pelées, évidées et tranchées
20 raisins sultanas, préalablement trempés
250 ml (1 tasse) d'eau

1 Fendez la gousse de vanille par le milieu avec un couteau aiguisé et enlevez les graines noires. Utilisez les graines ainsi que la gousse évidée pour la cuisson.

2 Mettez les ingrédients dans une casserole et faites cuire à feu très doux pendant 20 minutes, jusqu'à ce que les poires soient cuites de part en part.

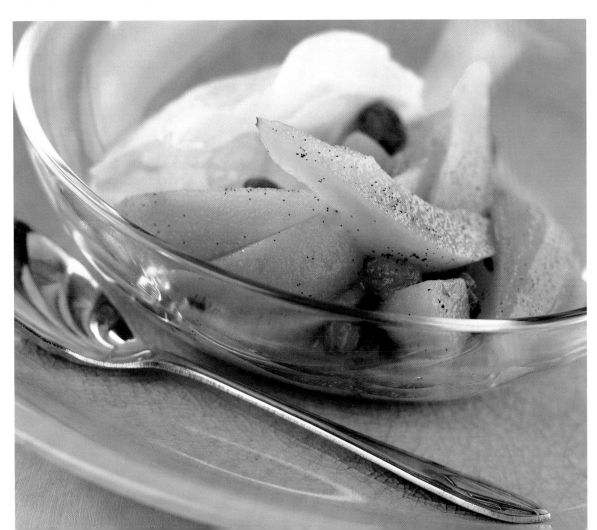

Jour deux

REPAS DU MIDI
Risotto méditerranéen
Brocolis
Betteraves
Sauce à la coriandre et à l'orange

Purée d'abricot

REPAS DU SOIR
Pâtes et soupe aux légumes mélangés
Pommes farcies

RISOTTO MÉDITERRANÉEN
2 clous de girofle
1 c. à café comble d'origan
2 c. à soupe de beurre clarifié
ou 2 c. à café d'huile d'olive
2 poignées de légumes finement hachés
(un mélange de poivrons, fenouil, céleri,
carottes, betteraves, courgettes et aubergines)
120 g (4 oz) de riz basmati
Une poignée de raisins secs
2 feuilles de laurier
1 c. à café comble de safran
1 c. à café de basilic
2 c. à soupe combles d'herbes fraîches hachées
1 c. à café de thym
1 c. à café comble de sel
Une pincée de poivre noir moulu
12 olives noires dénoyautées
250 ml (1 tasse) d'eau chaude

1 Faites frire les clous de girofle et l'origan quelques secondes dans le beurre clarifié ou l'huile et ajoutez les légumes hachés. Faites sauter pendant 10 minutes à bon feu.

2 Ajoutez le riz aux légumes et continuez à faire sauter pendant 10 minutes.

3 Placez tous les ingrédients dans une casserole et ajoutez 250 ml (1 tasse) d'eau bouillante.

4 Amenez à ébullition, couvrez bien et laissez mijoter à feu doux jusqu'à ce que le riz soit léger et gonflé.

5 Laissez le risotto reposer loin du feu pendant 5 minutes et servez.

*

BROCOLIS
Coupez en petites gerbes et faites cuire dans l'eau pendant 6 minutes, en ajoutant une pincée de sel.

*

BETTERAVES
Râpez les betteraves et faites cuire dans une casserole avec un peu d'eau pendant 10 minutes. Ajoutez du gingembre fraîchement haché et un peu de noix de muscade râpée. Remuez à l'occasion et ajoutez un peu de sel et de poivre, au goût.

*

SAUCE À LA CORIANDRE ET À L'ORANGE
180 g (6 oz) de mung dhal
1 litre (4 tasses) d'eau
1 c. à café comble de sel
1 c. à café comble de safran
Le jus d'une orange
2 c. à café combles de graines
de coriandre moulues

1 Amenez le mung dhal à ébullition dans l'eau, ajoutez le sel et le safran, puis faites cuire pendant 1 ½ à 2 heures, jusqu'à ce que le dhal soit très mou, en remuant fréquemment afin d'empêcher qu'il ne colle au fond.

2 Dix minutes avant la fin de la cuisson, ajoutez le jus d'orange et les graines de coriandre. Mélangez bien et servez.

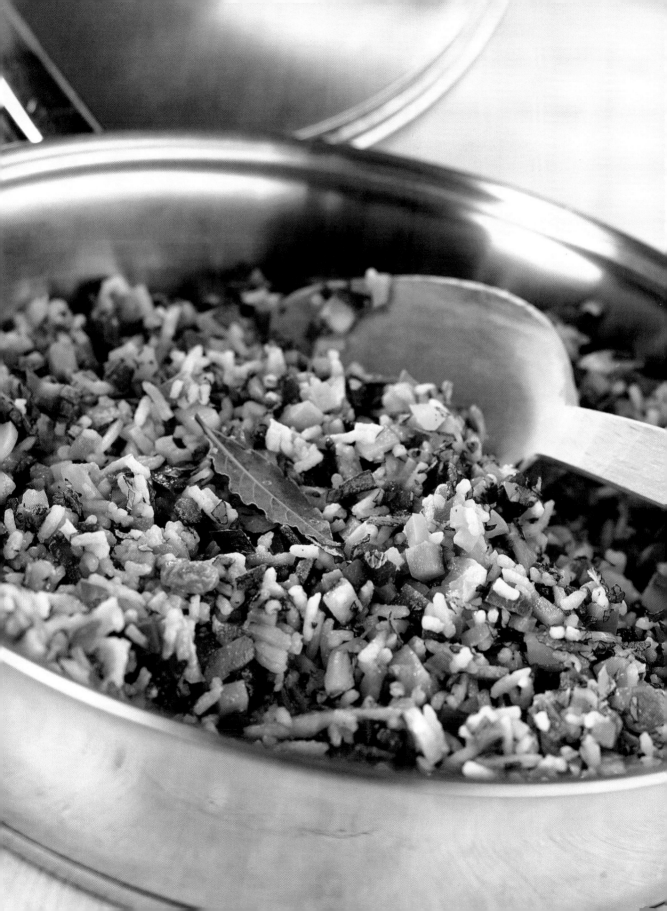

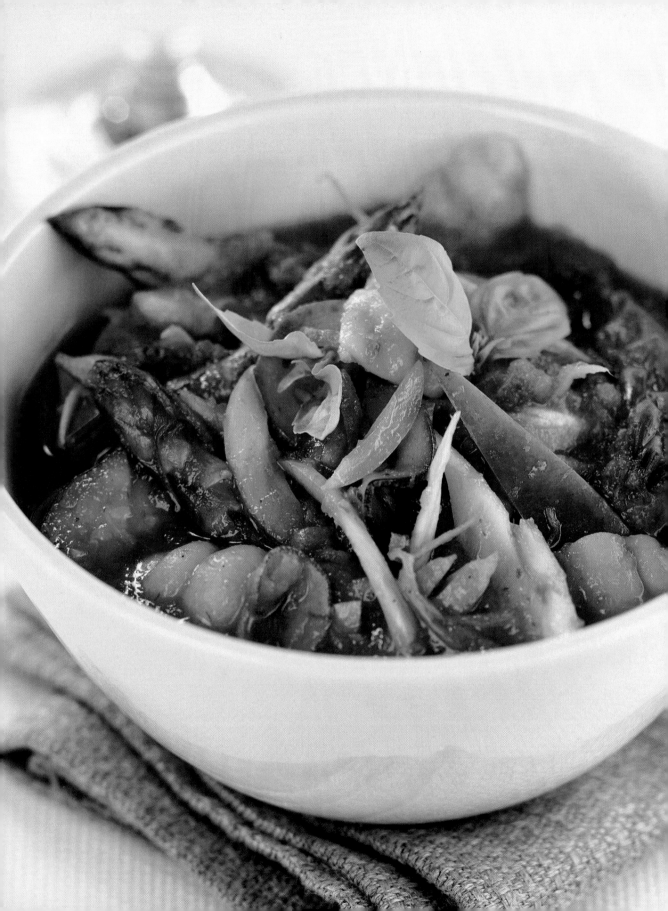

PURÉE D'ABRICOT

2 pommes sucrées,
pelées, évidées et coupées
120 g (4 oz) d'abricots lavés et trempés la veille
1 cm (½ po) de gousse de vanille
1 c. à café d'eau de rose
2 litres (8 tasses) d'eau
4 feuilles de menthe

1 Mettez tous les ingrédients, sauf les feuilles de menthe, dans une casserole et amenez lentement à ébullition. Laissez mijoter, en remuant à l'occasion, pendant 30 minutes, ou jusqu'à ce que les abricots soient mous. Plus lentement vous les faites cuire, meilleur en est le goût, car la saveur s'intensifie avec la durée de cuisson.

2 Passez le mélange au mixeur, y compris la gousse de vanille.

3 Mettez dans de petits plats et servez-les garnis d'une feuille de menthe.

*

PÂTES ET SOUPE AUX LÉGUMES MÉLANGÉS

2 litres (8 tasses) de bouillon
2 courgettes de grosseur moyenne pelées
et tranchées
12 pois mange-tout coupés en deux
2 carottes de grosseur moyenne râpées
½ bulbe de fenouil de grosseur moyenne
6 bouts d'asperge
1 c. à soupe comble de basilic frais
finement haché
1 c. à café de cumin
2 c. à soupe de churna vata (voir p. 64)
½ c. à café de menthe fraîche finement hachée
45 g (1 ½ oz) de coquilles ou de penne

1 Préparez le bouillon et mettez de côté.

2 Recouvrez les légumes avec les herbes et conservez pendant 30 minutes.

3 Faites sauter les légumes avec les herbes et les épices dans une grande casserole pendant 2 minutes, en remuant sans cesse.

4 Ajoutez 125 ml (½ tasse) de bouillon et faites cuire pendant 2 minutes, jusqu'à ce que le liquide se soit évaporé.

5 Ajoutez le reste du bouillon, amenez à ébullition et laissez mijoter durant 45 minutes.

6 Passez la moitié du mélange au mixeur, que vous remettez dans la casserole.

7 Ajoutez les pâtes et faites cuire pendant un autre 10 minutes, ou jusqu'à ce que les pâtes soient *al dente*. Servez.

*

POMMES FARCIES

4 grosses pommes : par exemple,
des golden délicieuses
8 dattes sèches, coupées en trois morceaux
60 g (2 oz) de raisins secs
4 abricots secs
250 ml (1 tasse) de jus de pomme

1 Enlevez le cœur et faites une légère incision tout le tour du milieu des pommes, afin de prévenir leur explosion durant la cuisson.

2 Emplissez chaque pomme avec des fruits secs et placez-les dans un petit plat à cuisson ; versez le jus.

3 Couvrez avec du papier d'aluminium ou un couvercle et faites cuire à 180 °C (350 °F) pendant 45 minutes. Servez.

Jour trois

REPAS DU MIDI
Tarte dorée et sauce aux herbes
Maïs miniatures et haricots verts

Compote aux fruits

REPAS DU SOIR
Soupe aux épinards

Tapioca aux fruits

TARTE DORÉE ET SAUCE AUX HERBES
*16 tranches d'aubergines, 1 cm (½ po) d'épaisseur
et 8 cm (3 po) de diamètre
4 bonnes poignées de légumes finement hachés :
poivrons, céleri, fenouil, carottes, brocoli, courgettes
Beurre clarifié
1 c. à café comble de thym
1 c. à café comble d'origan
1 c. à café comble de basilic
2 c. à café combles de cumin
2 c. à café combles de gingembre
480 g (16 oz) de courge coupée
1 c. à café de noix de muscade
Chapelure provenant d'une tranche de pain
225 g (1 tasse) de lentilles rouges
2 c. à café combles de paprika
160 ml (⅔ tasse) de jus de carotte
Sel et poivre noir fraîchement moulu
1 c. à café comble de coriandre fraîche
Le jus d'un citron
2 pincées de safran*

1 Faites cuire à la vapeur les tranches d'aubergine jusqu'à ce qu'elles commencent à s'attendrir et placez-les en une couche unique au fond d'un grand plat pour tartes.

2 Faites frire les autres légumes dans un peu de beurre clarifié pendant 15 minutes, en ajoutant les herbes, le cumin et le gingembre à la mi-cuisson.

3 Recouvrez à peine la courge d'eau et laissez mijoter jusqu'à ce que l'eau se soit presque complètement évaporée. Pilez-la complètement en ajoutant une bonne pincée de noix de muscade.

4 Déposez les légumes, la chapelure et la moitié des lentilles sur les tranches d'aubergine, puis étendez la courge en purée par-dessus et faites cuire à 190 °C (375 °F) pendant 45 minutes.

5 Réchauffez le reste des lentilles dans une casserole avec le jus de carotte, le sel, le poivre, la coriandre, le jus de citron et le safran. Servez avec la tarte.

*

MAÏS MINIATURES ET HARICOTS VERTS
Enlevez les extrémités des haricots et des maïs miniatures. Faites blanchir dans l'eau bouillante pendant 5 minutes et faites frire dans un peu de beurre clarifié avec du gingembre fraîchement râpé et des ananas fraîchement coupés. Ajoutez du sel et du poivre noir fraîchement moulu, au goût.

*

COMPOTE AUX FRUITS
*4 pommes
2 poires
20 abricots secs
500 ml (2 tasses) de jus de pomme
6 dattes
60 g (2 oz) de raisins secs
½ gousse de vanille
1 c. à café d'eau de rose
1 c. à café comble de cannelle
½ c. à café de noix de muscade
½ c. à café de cardamome*

1 Pelez, enlevez le cœur et tranchez les pommes et les poires. Placez tous les ingrédients dans une casserole et amenez à ébullition.

2 Laissez mijoter lentement, en remuant parfois, jusqu'à ce que les abricots et les raisins soient gonflés.

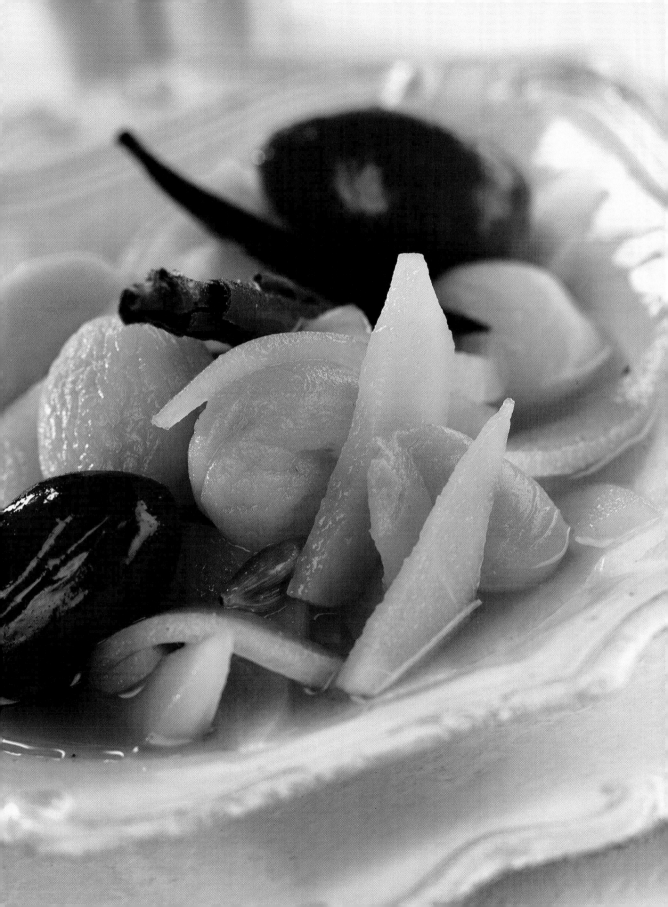

SOUPE AUX ÉPINARDS

1 c. à soupe de beurre clarifié
1,5 kg (3 ½ lb) d'épinards lavés
6 bâtons de céleri coupés en morceaux
de la grosseur d'une bouchée
120 g (4 oz) de bouillon de légumes en poudre
60 ml (¼ tasse) de sauce soya
1 c. à café comble de sucre brut
1 c. à soupe comble d'estragon
1 c. à soupe comble de thym
1 c. à café de noix de muscade
Du yaourt à faible teneur en matières grasses

1 Chauffez le beurre clarifié dans une grande casserole jusqu'à ce qu'il commence à faire de la fumée. Faites sauter les épinards dans le beurre clarifié jusqu'à ce qu'ils soient tendres.

2 Couvrez à peine d'eau et ajoutez tous les autres ingrédients dans la casserole, sauf la noix de muscade et le yaourt. Laissez mijoter pendant 10 minutes.

3 Retirez du feu et laissez refroidir légèrement. Ajoutez la plus grande partie de la noix de muscade et passez le mélange au robot culinaire.

4 Servez chaud avec une pincée de noix de muscade et une mesure de yaourt.

*

TAPIOCA AUX FRUITS

90 g (30 oz) d'abricots secs hachés
60 g (2 oz) de petit tapioca perlé
375 ml (1 ½ tasse) de jus de pomme biologique frais
¼ c. à café de sel
2 c. à soupe de sirop d'érable
1 c. à café comble de cannelle

1 Faites tremper les abricots et le tapioca dans le jus de pomme avec du sel durant 2 heures.

2 Amenez à ébullition, puis réduisez le feu et laissez mijoter pendant 5 minutes, en remuant constamment.

3 Mélangez avec le sirop d'érable. Saupoudrez de cannelle. Laissez refroidir et servez.

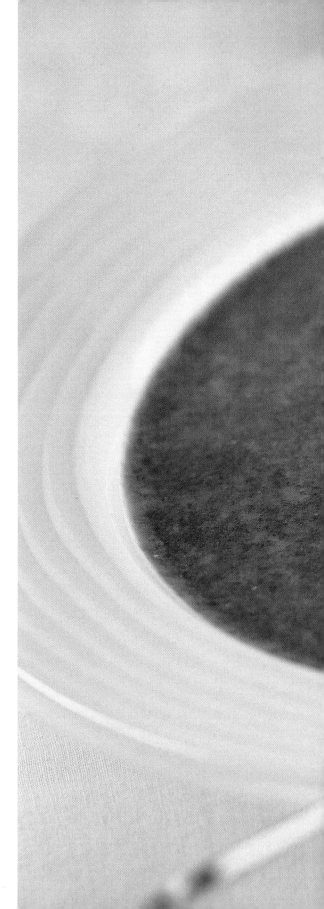

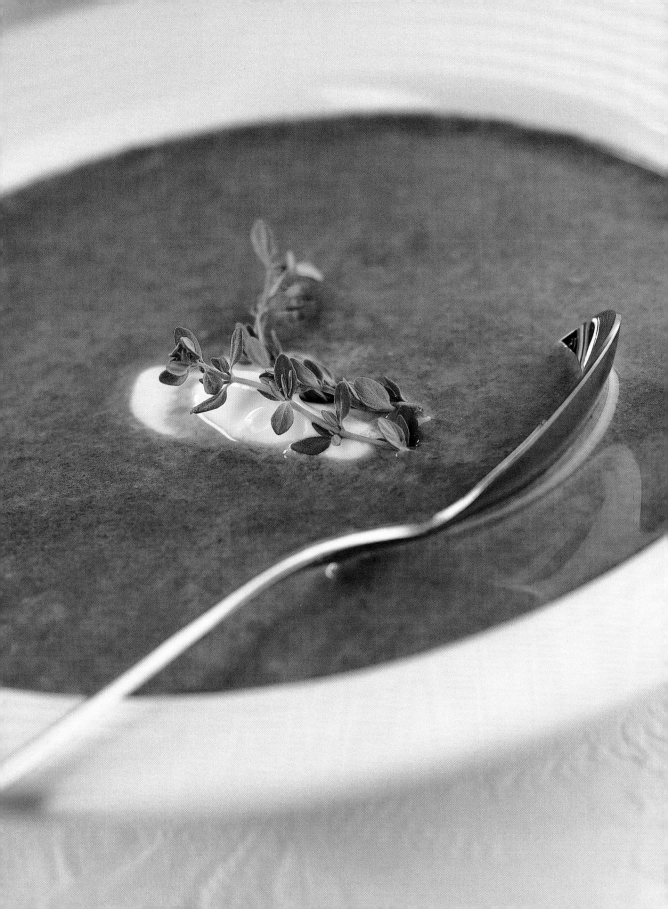

5

La cure physique

À l'opposé des autres philosophies de la santé et de la bonne condition physique, l'ayurveda n'adopte pas une attitude universelle pour tous : il ne vise pas à ce que tous atteignent le même niveau de condition physique en utilisant un système unique et les mêmes méthodes pour y arriver. Il constate plutôt que les divers types de doshas ont des besoins et des buts complètement différents les uns des autres et il suggère des solutions radicalement différentes pour chacun. La seule exception à cela est le yoga, qui bénéficie à tous, bien que les divers types de doshas le pratiquent selon des attitudes différentes.

Dans ce chapitre, vous devriez suivre les lignes directrices de votre dosha principal tel qu'il est défini dans le questionnaire sur le corps aux pages 33-34. Si vous êtes à prédominance kapha, vous avez besoin des exercices les plus vigoureux de tous. Si votre tendance dominante est pitta, il vous faut des exercices réguliers mais non compétitifs afin de vous équilibrer. Les gens de type vata sont ceux qui ont le plus besoin d'exercices doux et calmants. La cure du corps se poursuit sur la lancée de la cure alimentaire ; elle vous aide à découvrir les bons exercices pour que vous vous sentiez en santé, en forme et équilibré. La dernière partie du chapitre décrit la routine quotidienne idéale pour chaque dosha afin de retirer le maximum de santé et de bonheur.

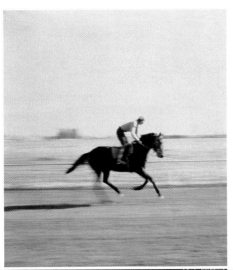

vata

LES GENS DE TYPE VATA

Sports

La danse, la gymnastique, le badminton, le squash, le tennis, le tennis sur table, le patin, l'équitation, la course automobile

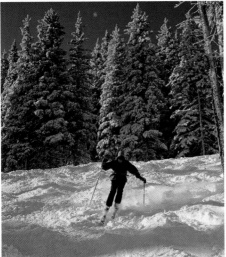

pitta

LES GENS DE TYPE PITTA

Sports

Le golf, le sprint, le billard, le tir à l'arc, le ski, la natation, la voile, la planche à voile, le parapente, l'alpinisme, le yoga, le taï chi

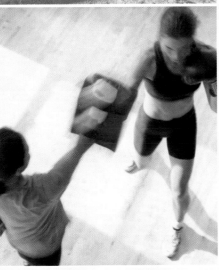

kapha

LES GENS DE TYPE KAPHA

Sports

L'aviron, la boxe, la lutte, les aérobics, le squash, le tennis

Votre guide d'exercices doshiques

« Sans effort aucun bienfait ! »

Face à l'exercice, l'ayurveda européen adopte une attitude plus douce que ce à quoi nous a habitué le monde dans lequel nous vivons. L'exercice jusqu'à épuisement n'est définitivement pas recommandé.

Vous devriez plutôt faire de l'exercice à 50 p. 100 de votre capacité maximale. Si vous devez respirer par la bouche, sachez que vous allez trop loin. Arrêtez ou ralentissez jusqu'à ce que vous puissiez respirer à nouveau confortablement par le nez. Au début, il se peut que vous ressentiez un certain ralentissement, mais la régulation de la respiration est cruciale en ayurveda européen (ce phénomène sera examiné en détail dans le chapitre 6). Une respiration correcte vous tonifiera, en fin de compte, et elle améliorera vos performances, en vous fournissant plus de résistance et en abrégeant la récupération.

Réchauffez-vous toujours avant d'entreprendre l'exercice. À cette fin, vous pouvez utiliser le Salut au soleil, car il permet d'excellents étirements musculaires et il est tout aussi efficace comme étirement final après une séance. À mesure que votre forme s'améliore et que votre corps s'assouplit, vous pouvez augmenter le nombre de répétitions et la vitesse d'exécution de la séquence.

Le moment de la journée pour vos exercices a également son importance. Votre force physique est à son maximum entre 6 h et 10 h, ce qui est la période kapha. C'est le meilleur temps pour tirer bienfait des exercices. La plage de 18 h à 20 h constitue aussi un bon moment si vous ne pouvez pas faire vos exercices le matin ; mais faire de l'exercice après 20 h peut perturber le sommeil. Par ailleurs, le pire temps est le milieu de la journée, soit de 10 h à 14 h (le moment pitta), alors que vous êtes susceptible d'exagérer et de vous blesser, et entre 14 h et 18 h (la période vata), quand votre corps est à son plus bas niveau de force physique.

LES SPORTS VATA

Le type vata n'a pas besoin d'exercices épuisants, mais plutôt d'activités physiques calmantes. Eu égard à leurs penchants pour la créativité et l'art, la danse et la gymnastique sont très bénéfiques aux types vata, comme tout autre exercice doux exécuté au son de la musique. Les types vata ne disposent pas de beaucoup de résistance : les marathons, l'haltérophilie et les aérobics sont donc inappropriés. En revanche, ils ont de bons réflexes et ils excellent à des sports comme le badminton, le squash, le tennis et le tennis sur table. Ils ont aussi un talent naturel pour le saut en hauteur, le saut en longueur, le patin, l'équitation et la course automobile. Le vent et le froid amplifient le vata, de sorte que les types vata devraient éviter le ski, la voile et la natation en eau froide.

Il est particulièrement important que les types vata ne fassent pas trop d'exercices. Comme ils ont moins de résistance que les autres doshas et qu'ils sont d'une nature enthousiaste, ils peuvent facilement pousser trop loin sans s'en apercevoir. Cela peut non seulement les épuiser, mais aussi les exposer aux blessures, car ils peuvent ne pas tenir compte des signaux que leur envoie leur système.

LES SPORTS PITTA

Les types pitta disposent d'une endurance moyenne, ils aiment la compétition et ils ont une bonne concentration : ils peuvent donc exceller dans le sport. En fait, la plupart des grands champions sont animés d'un fort désir de gagner grâce au pitta. Ils possèdent des dispositions naturelles pour l'athlétisme, particulièrement le sprint. Leur excellente coordination entre l'œil et la main en fait d'excellents golfeurs, joueurs de billard ou tireurs à l'arc. Les types pitta tirent avantage d'activités tranquillisantes, tant mentalement que physiquement : par exemple, le ski, la voile, la natation et la planche à voile. On peut utiliser l'effet rafraîchissant du vent et de l'air dans des sports comme le parapente, le deltaplane et l'alpinisme : l'amour des types pitta pour les défis y est équilibré par le fait de se trouver à l'extérieur en présence de vues panoramiques de la nature.

Le yoga est une activité très calmante pour les types pitta, malgré une absence de défi ; en ce cas, le taï chi et le chi gong sont d'excellents substituts. Les sports de haute compétition, surtout ceux pratiqués à l'intérieur, ont tendance à enflammer les pitta : le squash, la boxe et le kung fu sont des cauchemars pour eux. Lorsque leur pitta est exacerbé par de tels sports — ils ne sont pas les plus patients des gens de toute manière —, ils peuvent devenir irritables et être mauvais perdants. En période de déséquilibre, les pitta sont déterminés à gagner à tout prix, ce qui les pousse parfois à négliger la séance de réchauffement et à se pousser au point d'être victimes d'accidents et de blessures. Les pitta sont généralement les candidats idéaux pour faire de bons capitaines.

LES SPORTS KAPHA

Ce sont les kapha qui ont le plus de réserves et d'endurance. Ils excellent dans les sports qui requièrent ces qualités, comme le lancer du poids, du disque ou du javelot, de même que l'aviron, la boxe, la lutte et l'haltérophilie. Les aérobics et les sports cardiovasculaires leur sont particulièrement salutaires.

La principale difficulté des kapha consiste à commencer à faire de l'exercice, en raison de leur tendance naturelle à ne pas en faire et, par temps froid et humide, à quasiment hiverner. Les kapha profitent autant de l'exercice physique que de l'exercice mental. Il leur est plus important que pour les deux autres types de doshas de s'adonner à des exercices vigoureux et réguliers. Les kapha sont les meilleurs équipiers et la stimulation inhérente à l'appartenance à un groupe les réconforte. Faire partie d'une équipe augmente aussi les chances qu'ils se présentent aux séances d'entraînement ! D'ailleurs, comme ils éprouvent un sentiment d'isolement dans les sports individuels, jouer au squash ou au tennis avec un partenaire est donc idéal pour eux.

L'importance du yoga

LES TROIS DOSHAS BÉNÉFICIENT DE LA PRATIQUE RÉGULIÈRE DU YOGA. C'EST LA MEILLEURE MANIÈRE DE DÉBUTER LA JOURNÉE, DE REVITALISER LE CORPS ET DE RÉVEILLER LE MENTAL. APRÈS L'APPRENTISSAGE DES ENCHAÎNEMENTS ET LEUR SYNCHRONISATION AVEC LA RESPIRATION, LE YOGA DEVIENT UNE FORME DE MÉDITATION EN MOUVEMENT QUI INSUFFLE UN SENTIMENT DE CALME ET DE CONCENTRATION.

Dans les 17 prochaines pages, vous trouverez diverses formes de yoga adaptées au niveau et aux capacités de chacun. Même si, à cause de votre manque de souplesse, vous vous sentez incapable d'exécuter les postures habituelles du yoga, vous pouvez faire les exercices de yoga sur une chaise (voir p. 91-95) et bénéficier des étirements doux et rythmiques qu'ils procurent. Si vous pouvez exécuter le Salut au soleil mais que vous n'avez pas fait d'exercices depuis un certain temps, allez-y lentement au début ; n'allez pas trop loin et n'effectuez l'enchaînement que deux ou trois fois par jour, jusqu'à ce que vous vous sentiez capable d'en faire davantage. En règle générale, les vatas devraient accomplir entre 5 et 10 enchaînements lentement, le même nombre d'enchaînements devrait s'appliquer aux pitta mais un peu plus rapidement, tandis que les kapha devraient en faire plus de 10 le plus rapidement possible, en synchronisme.

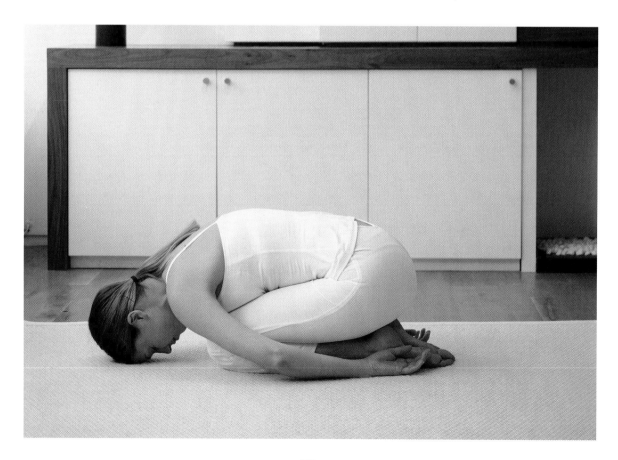

Le yoga sur une chaise

Le yoga est accessible à tous, peu importe la condition physique. Si vous n'avez pas fait d'exercices depuis un certain temps, ou si vous avez souffert d'une blessure ou d'une maladie et que vous vous sentez rigide et peu mobile, vous pouvez essayer ces exercices de yoga assis sur une chaise. Portez attention à la respiration et vérifiez bien vos postures, afin d'en tirer le plus grand bienfait. Ces exercices constituent un bon substitut au Salut au soleil et on devrait les pratiquer aux mêmes moments de la journée.

Étirement

1 Asseyez-vous sur une chaise avec les pieds à plat sur le plancher et écartés de quelques centimètres. Ramenez la sangle abdominale doucement vers la colonne vertébrale de façon à redresser votre dos et à aplanir le creux au niveau des reins. Bien que le dos soit droit, il devrait être détendu et les épaules devraient être affaissées. Asseyez-vous confortablement et prenez trois longues respirations avant de commencer, en tâchant d'égaliser les temps d'inspiration et d'expiration.

2 Inspirez en étirant votre main droite en direction du plafond, en laissant le mouvement venir de l'omoplate et non du dessus de l'épaule, qui devrait demeurer affaissée. Il ne s'agit pas d'un simple étirement du bras : vous devriez sentir le côté de votre corps s'étirer lui aussi et une ouverture se créer entre les côtes. Suivez votre main du regard, mais ne penchez pas la tête en arrière.

3 Expirez en laissant redescendre votre main à la hauteur de l'épaule, et gardez le corps droit.

4 Inspirez en étirant le bras gauche de la même manière et répétez de chaque côté 10 fois, en respirant lentement et profondément.

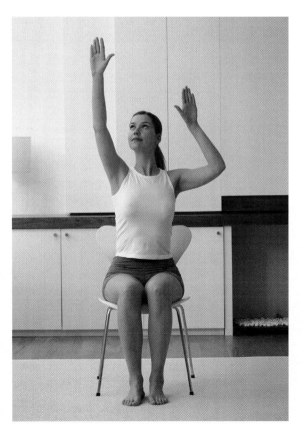

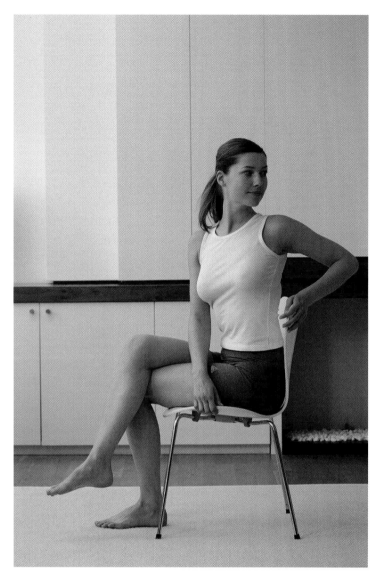

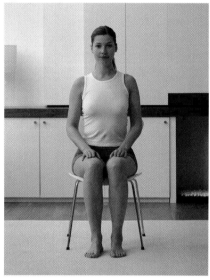

Rotation

1 Asseyez-vous dans la même position de départ que pour l'exercice précédent, en vous assurant que votre sangle abdominale est rentrée, que votre dos est droit et que vos épaules sont détendues.

2 Inspirez et, tandis que vous expirez, croisez votre jambe droite sur la gauche et commencez à vous tourner vers la gauche. Le mouvement devrait partir de la base de la colonne, comme si vous tourniez autour d'un pivot central, en laissant la rotation monter graduellement le long du dos ; les épaules et la tête tournent en dernier. Ne forcez pas la rotation de la tête, laissez-la suivre le mouvement de la colonne naturellement.

3 Inspirez et revenez lentement vers le centre, tandis que vos poumons prennent de l'expansion. En expirant, inversez la position des jambes et tournez-vous vers la droite de la même manière.

4 Répétez de chaque côté 10 fois, en respirant lentement et profondément.

Étirement vers l'avant

1 Asseyez-vous sur une chaise avec les pieds à plat sur le plancher, votre sangle abdominale doucement rentrée vers la colonne et les épaules affaissées. Prenez deux ou trois respirations lentes et profondes.

2 Inspirez et étirez les deux bras dans les airs. Le mouvement vient des omoplates ; ne soulevez pas les épaules, car cela créerait des tensions dans le cou et dans le dos. Regardez droit devant, ne regardez pas vos mains.

3 Expirez lentement et commencez à descendre vers vos jambes, les bras tendus devant vous et le dos droit. C'est un mouvement très puissant et il vous faut garder le contrôle de la respiration et de la sangle abdominale, afin de ne pas solliciter indûment le dos. Si vous trouvez ce mouvement trop difficile, laissez tomber les bras sur les côtés.

4 Inspirez et revenez à la position initiale. Expirez et recommencez ; répétez le mouvement 10 fois.

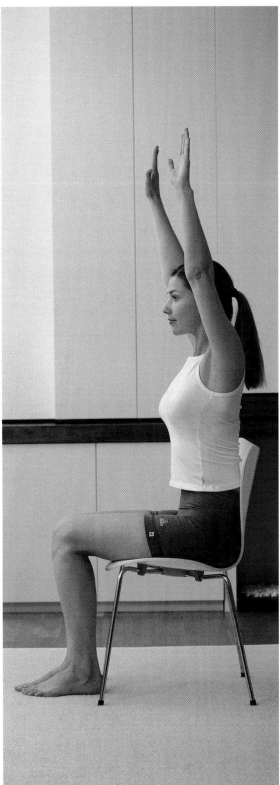

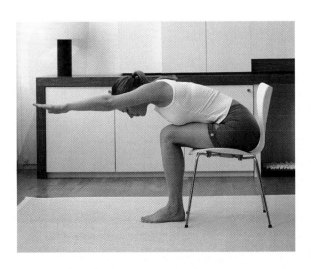

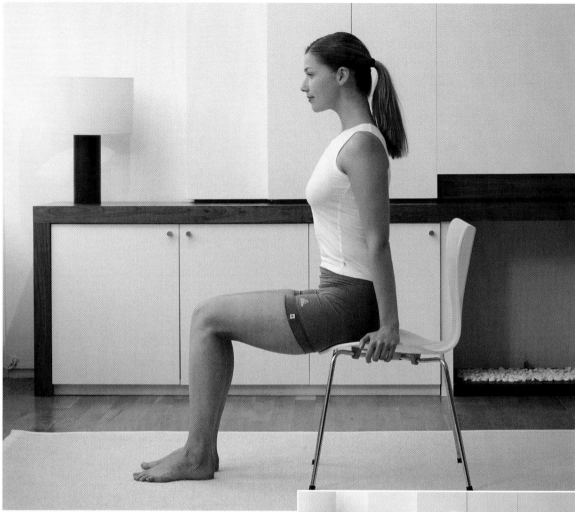

Le Pont

1 Commencez dans la même position qu'auparavant, en vérifiant la posture. Placez vos mains sur les côtés de la chaise.

2 Inspirez et, en expirant, commencez à soulever votre corps de la chaise, en prenant appui sur vos mains et en poussant la colonne vers le haut. Laissez votre tête suivre votre colonne ; ne la laissez pas tomber, essayez de regarder le plafond.

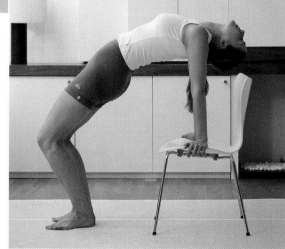

3 À la prochaine inspiration, commencez à revenir vers la chaise. Posez d'abord les fesses sur la chaise, puis redressez le dos, sans laisser les reins se creuser.

4 Répétez le mouvement cinq fois.

L'Enfant

1 Il s'agit de la version sur chaise d'une posture norma-lement exécutée sur le plancher. Débutez avec la même position que pour les autres exercices, tou-jours en vérifiant votre posture. Joignez fermement les mains derrière le dos.

2 Inspirez profondément et, en expirant, penchez-vous vers l'avant jusqu'à ce que votre corps repose sur vos jambes, ou du moins le plus près possible. Essayez de vous détendre dans cette posture et pre-nez cinq longues respirations. Revenez à la position de départ.

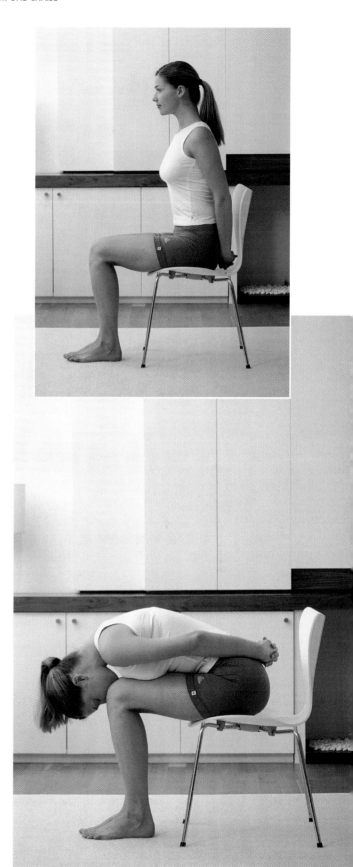

Le repos

Asseyez-vous de la même manière que pour les exercices, mais avec les mains jointes sur vos cuisses. Fermez les yeux. Respirez profondément et lentement, et détendez-vous durant quelques minutes. C'est une bonne posture et un bon moment, après les étirements, pour vous adon-ner à quelques exercices de respiration comme le pranayama (voir p. 126) ou à la méditation (voir p. 120-125).

TÉMOIGNAGE

Un couple au milieu de la soixantaine a appris le yoga au club de santé ayurvédique européen. Au début, même s'ils se croyaient en bonne santé, ils étaient devenus rigides au point de ne pouvoir faire que les exercices sur la chaise. Après six mois de pratique régulière, ils étaient devenus assez souples pour faire le Salut au soleil et d'autres postures. De plus, leur circulation, leur niveau d'énergie, leur digestion et leur élimination s'étaient améliorés. Ils éprouvaient un sentiment de bien-être et parais-saient beaucoup plus jeunes que leur âge.

Le Salut au soleil pour débutants

IL EXISTE PLUSIEURS VERSIONS DU SALUT AU SOLEIL ET LA PREMIÈRE, ILLUSTRÉE ICI, EST LA PLUS FACILE À APPRENDRE. C'EST UN EXERCICE PARFAIT POUR LE MATIN ET UN BON RÉCHAUFFEMENT POUR LES AUTRES EXERCICES, QUI ÉTIRE VOTRE CORPS AU COMPLET ET QUI PROCURE UN MASSAGE INTERNE AUX ORGANES. PORTEZ ATTENTION À LA RESPIRATION : C'EST SUR ELLE QUE DEVRAIT REPOSER TOUTE LA SÉQUENCE. VOUS DEVRIEZ AJUSTER LES MOUVEMENTS À LA RESPIRATION, ET NON LE CONTRAIRE.

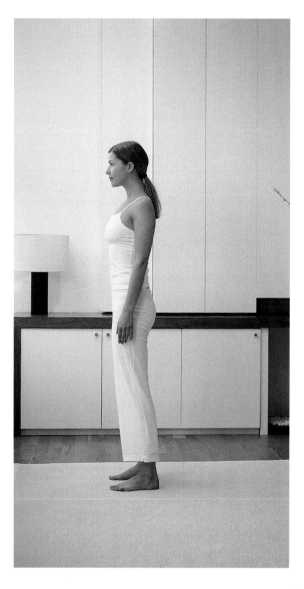
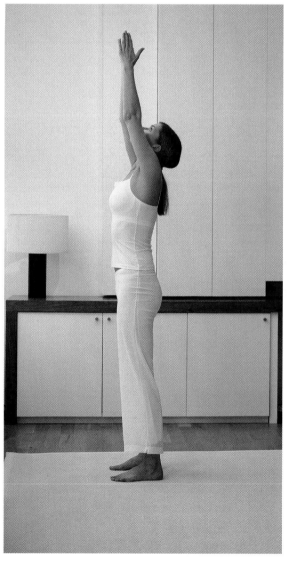

1 Tenez-vous bien droit, la sangle abdominale et les fesses rentrées ainsi que le dos droit et étiré. Tenez les mains ensemble comme pour la prière, juste à la hauteur du sternum. Inspirez profondément et expirez deux ou trois fois. Gardez l'attention sur votre respiration et votre corps.

2 Inspirez profondément, étirez les bras au-dessus de la tête et regardez vos mains.

3 Expirez, penchez-vous vers l'avant, en gardant le dos droit, et posez les mains sur le plancher le plus près possible de vous. Le but est de faire reposer votre corps le long de vos cuisses mais, comme la plupart des gens ont les cuisses rigides, il vous faudra probablement plier les genoux afin d'y arriver.

4 Inspirez et regardez vers le haut, tout en maintenant les mains au plancher.

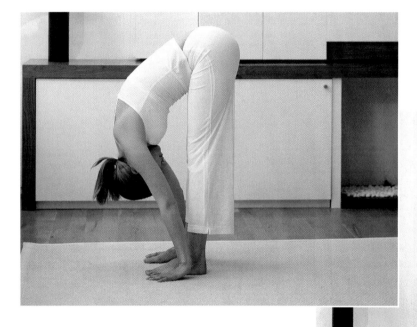

LA VITESSE

Les **vata** devraient accomplir l'enchaînement lentement ; les **pitta** devraient le faire à une cadence modérée ; et les **kapha** devraient aller le plus vite possible sans perturber le souffle. Répétez la séquence entre 5 et 10 fois.

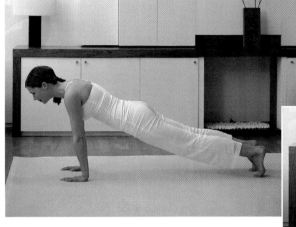

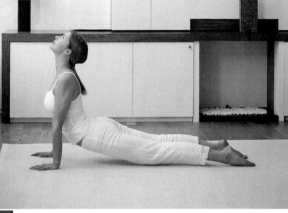

5 Expirez, pliez les genoux un peu plus et sautez ou reculez, de façon que votre poids soit distribué entre la paume des mains et le dessus des pieds. Vos bras sont droits et la plus grande partie de votre poids est maintenue vers le haut, comme pour des pompes.

6 Abaissez le corps vers le plancher en inspirant, mais gardez le support des mains et regardez vers le haut.

7 Expirez et inversez la position, de sorte que votre tête tombe entre vos bras et que vos fesses forment le sommet d'un triangle. Dans cette pose, prenez cinq bonnes respirations.

8 Inspirez et, en même temps, sautez ou ramenez vos pieds vers les mains, en pliant les genoux au besoin.

9 Inspirez et regardez vers le haut.

10 Ramenez votre corps vers le bas, le long de vos jambes, tout en expirant.

11 Inspirez et reprenez la position droite debout, les hanches servant de pivot, le dos toujours droit, les bras tendus. Amenez les bras au-dessus de la tête et regardez vos mains.

12 Expirez et revenez à la position de départ.

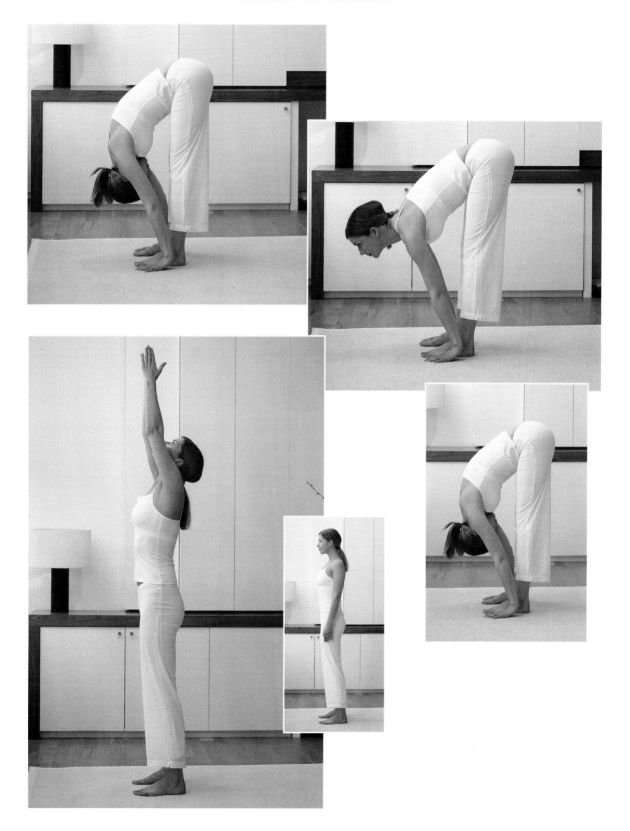

Le Salut au soleil plus avancé

N'essayez pas cette version plus complexe du Salut au soleil avant d'avoir complètement maîtrisé la version simplifiée de même que la synchronisation avec le souffle. Cet enchaînement est plus long que le premier et ajoute de nouvelles postures. Encore une fois, l'élément le plus important est la respiration et vous devriez laisser le souffle dicter la cadence du mouvement. Il est mieux de faire cinq fois la version pour débutants, puis cinq fois la version plus avancée. Venez-en à celle-ci à mesure que vous vous fortifiez et que vous vous assouplissez.

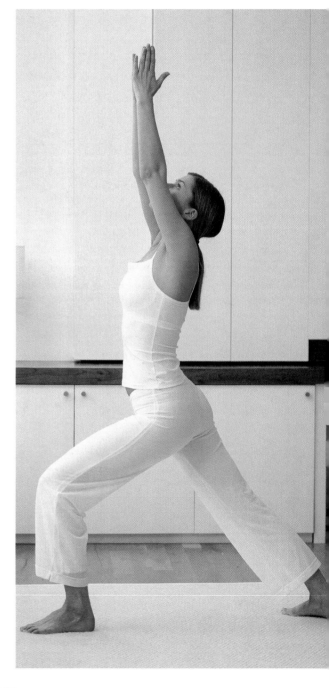

Dans les pages suivantes, vous aurez une description illustrée du Salut au soleil plus avancé.

1   Tenez-vous bien droit, la sangle abdominale et les fesses rentrées ainsi que le dos droit et étiré. Tenez les mains ensemble comme pour la prière, juste à la hauteur du sternum. Inspirez profondément et expirez deux ou trois fois. Gardez l'attention sur votre respiration et votre corps.

2   Inspirez profondément, étirez les bras au-dessus de la tête et regardez vos mains.

3   Expirez et penchez-vous vers l'avant à partir des hanches, le dos droit, et posez les mains sur le plancher le plus près possible de vous. Le but est de faire reposer votre corps le long de vos cuisses mais, comme la plupart des gens ont les cuisses rigides, il vous faudra probablement plier les genoux afin d'y arriver.

4   Inspirez et regardez vers le haut, tout en maintenant les mains au plancher.

5   Expirez, pliez les genoux un peu plus et sautez ou reculez, de façon que votre poids soit distribué entre la paume des mains et le dessus des pieds. Vos bras sont droits et la plus grande partie de votre poids est maintenue vers le haut, comme pour des pompes.

6   Abaissez le corps vers le plancher, de sorte que vos genoux, votre poitrine et votre menton soient en contact avec le plancher, puis, en vous soutenant sur vos bras, remontez votre corps tout en inspirant. Regardez vers le haut.

7   Expirez et inversez la position, de sorte que votre tête tombe entre vos bras et que vos fesses forment le sommet d'un triangle.

8   Inspirez, tournez votre pied gauche à angle droit et amenez votre pied droit à égalité des mains, en pliant le genou droit, en levant les mains au-dessus de la tête et en regardant vers le haut.

9   Expirez, replacez les mains sur le plancher et ramenez le pied droit à égalité du pied gauche, en abaissant le corps au sol, et répétez l'étape 6.

10 Expirez et répétez l'étape 7.

11 Inspirez, tournez votre pied droit à angle droit et amenez votre pied gauche à égalité des mains, en pliant le genou gauche, en levant les mains au-dessus de la tête et en regardant vers le haut.

12 Expirez, replacez les mains sur le plancher et ramenez le pied gauche à égalité du pied droit, en abaissant le corps au sol et répétez l'étape 6.

13 Expirez en adoptant la position du triangle inversé de l'étape 7. Prenez cinq bonnes respirations.

14 Inspirez et sautez de manière à ramener les pieds en avant à égalité des mains. Regardez vers le haut, comme à l'étape 4.

15 Ramenez votre corps vers le bas, le long de vos jambes, tout en expirant.

16 Inspirez et dépliez le corps, en pliant les genoux et en tendant les mains au-dessus de la tête. Regardez vers le haut.

17 Expirez et revenez à la position de départ.

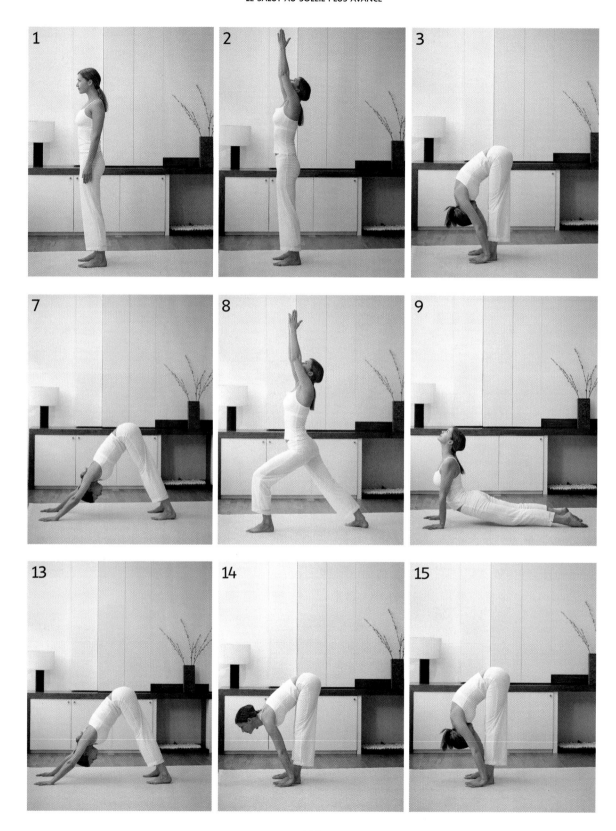

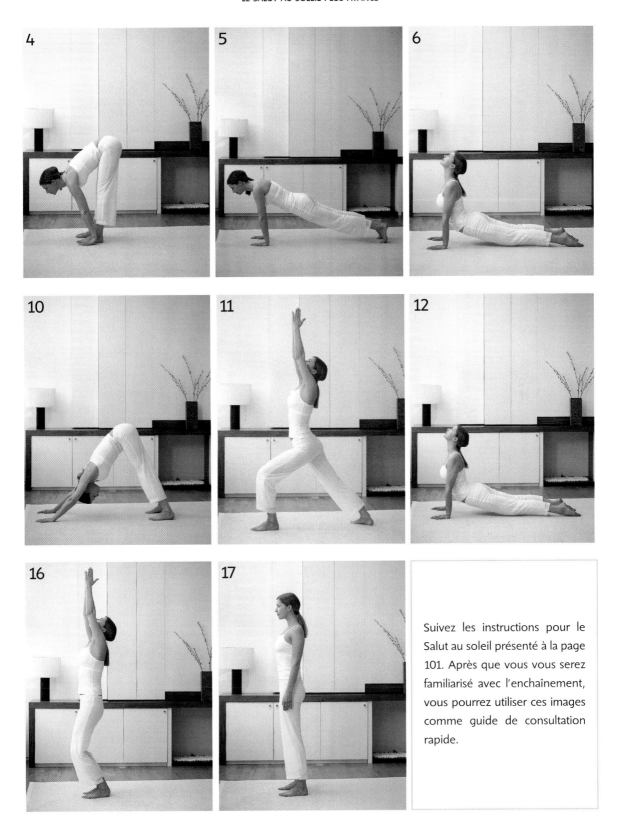

Suivez les instructions pour le Salut au soleil présenté à la page 101. Après que vous vous serez familiarisé avec l'enchaînement, vous pourrez utiliser ces images comme guide de consultation rapide.

Postures de yoga

LE YOGA EST, BIEN SÛR, UNE DISCIPLINE VASTE ET DIVERSIFIÉE. ON PEUT LUI CONSACRER DES ANNÉES D'ÉTUDES. DANS LE PRÉSENT OUVRAGE, IL N'Y A DE PLACE QUE POUR ILLUSTRER LES POSTURES LES PLUS POPULAIRES, CELLES QUI SONT APPROPRIÉES POUR LES DÉBUTANTS. IL EST TOUJOURS PRÉFÉRABLE D'APPRENDRE LE YOGA AVEC UN PROFESSEUR QUALIFIÉ, QUI PEUT VOUS AIDER À AMÉLIORER VOTRE EXÉCUTION DES POSTURES TOUT EN VOUS GUIDANT VERS DES POSTURES ET DES ENCHAÎNEMENTS PLUS COMPLEXES.

La Chandelle

On associe cette pose à la longévité. On ne devrait pas l'exécuter durant les menstruations. Cette posture et la suivante, croit-on, améliorent la circulation (elles seraient particulièrement efficaces contre les varices), l'énergie et la concentration. N'essayez pas de monter les jambes complètement avant d'avoir pratiqué le yoga pendant un certain temps et ne tenez pas la posture pendant plus que quelques respirations, jusqu'à ce que vous vous sentiez à l'aise.

1 Couchez-vous à plat au sol, les jambes ensemble et les bras sur les côtés, en laissant toutefois un espace entre les bras et le corps. Prenez quelques respirations longues et lentes, et tentez de détendre la colonne sur le sol et d'allonger le cou.

2 Inspirez et pliez les genoux vers la poitrine, en soulevant les hanches du sol. Placez les mains sous les hanches pour les soutenir.

3 Si vous le pouvez, continuez à soulever les jambes en un mouvement doux jusqu'à ce que les orteils pointent au plafond. Si vous ne pouvez pas le faire, gardez les jambes pliées.

4 Dans cette position, prenez quelques longues et lentes respirations, en redressant le dos et en pressant le menton sur la poitrine ; cela stimule les glandes thyroïde et parathyroïde, ce qui, suggère-t-on, retarde le vieillissement.

5 Suivez le même enchaînement en redescendant et reposez le corps sur le sol dans la posture du Cadavre en respirant profondément (voir p. 107).

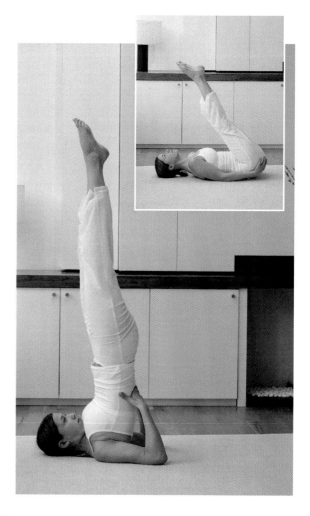

La Charrue

Cette posture est très semblable à la Chandelle ; vous pouvez alterner entre les deux.

1 Couchez-vous à plat au sol, les jambes ensemble et les bras sur les côtés, en laissant toutefois un espace entre les bras et le corps. Prenez quelques respirations longues et lentes, et tentez de détendre la colonne sur le sol et d'allonger le cou.

2 Inspirez et pliez les genoux vers la poitrine, en soulevant les hanches du sol. Placez les mains sous les hanches pour les soutenir.

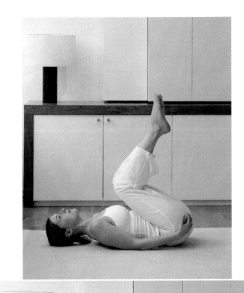

3 En expirant, pointez les orteils derrière la tête et, en soutenant le dos à l'aide des mains, laissez les pieds aller plus loin que la tête. Si vous le pouvez, laissez-les aller jusqu'à toucher le sol. Lorsque vous vous sentez à l'aise dans cette posture, vous pouvez plier les pieds de manière que le dessus du pied touche le sol, ce qui augmentera l'étirement. Dans cette posture, fermez les yeux et prenez au moins cinq longues et lentes respirations.

4 Pour terminer cette posture, soulevez les jambes, laissez tomber les genoux sur votre poitrine et déroulez lentement la colonne vers le sol. Allongez finalement les jambes au sol et reposez-vous dans la posture du Cadavre (voir p. 107).

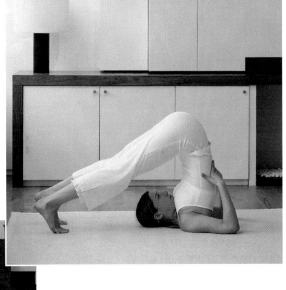

Le Poisson

Cette posture plie le dos en direction opposée à celle de la Chandelle, en ouvrant la poitrine. C'est une bonne manière d'équilibrer les positions. Ne faites pas cette posture si vous avez des problèmes au cou. Si vous souffrez d'hypertension artérielle, ne mettez pas votre tête sur le sol à l'étape 2, car il y a un point de pression vital sur le dessus de la tête. Penchez plutôt la tête à l'arrière jusqu'à ce qu'elle soit à 2,5 cm (1 po) du plancher.

1 Couchez-vous au sol en allongeant les jambes ensemble devant vous et en pointant les orteils au loin. Inspirez et commencez à arquer votre dos en l'éloignant du sol.

2 Expirez en glissant les mains sous les fesses. Avec les coudes pliés et les avant-bras au sol, soutenez le haut de votre corps. Arquez votre dos et posez le dessus de la tête sur le sol. Gardez cette position pendant quelques respirations.

3 Glissez l'arrière de la tête, le cou, puis le dos vers le sol. Détendez-vous un moment.

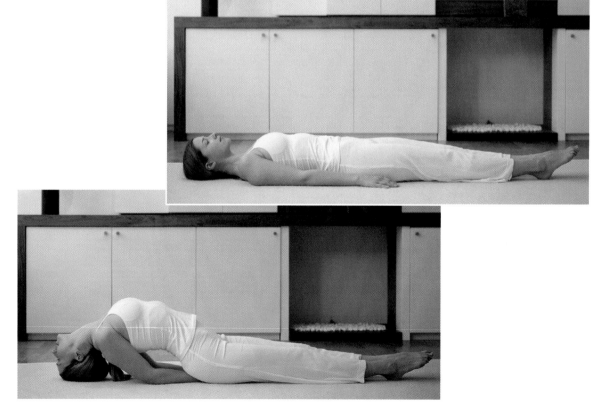

Le Fœtus

Cette posture est bonne pour vous relaxer après une séance de yoga, surtout si votre dos n'est pas habitué à s'étirer autant.

1 Asseyez-vous sur les talons, en gardant le dos droit. Placez les mains sur la plante des pieds. Inspirez et penchez-vous doucement à l'arrière en regardant vers le haut.

2 Expirez et pliez-vous vers l'avant, jusqu'à pouvoir placer le front sur le sol. Vous allez devoir laisser vos pieds et alors vos fesses se soulèveront peut-être. Laissez vos bras reposer le long de votre corps et respirez lentement et profondément pendant quelques minutes, en gardant les yeux fermés. Si vous préférez, vous pouvez tourner la tête sur le côté.

3 Ramenez votre respiration à la normale et asseyez-vous très lentement.

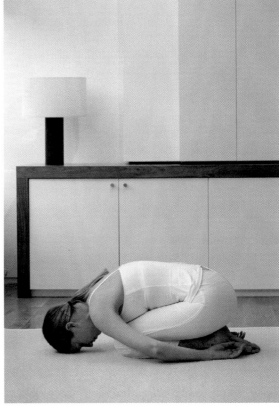

La posture du Cadavre

Cette posture est tellement relaxante qu'il se peut que vous vous surpreniez à vous y endormir. Vous devriez la faire à la fin de votre séance. Assurez-vous d'avoir un vêtement pour vous couvrir, sinon vous pourriez prendre froid.

1 Couchez-vous au sol en ayant les bras sur les côtés légèrement éloignés du corps et les paumes tournées vers le haut. Vos jambes devraient être légèrement écartées, les pieds détendus, les orteils tournés vers l'extérieur. Fermez les yeux.

2 Respirez lentement et profondément pendant 1 ou 2 minutes, en vous concentrant sur le souffle lui-même et sur la sensation de l'air dans les poumons. Laissez votre respiration revenir à la normale pendant quelques minutes avant de vous lever.

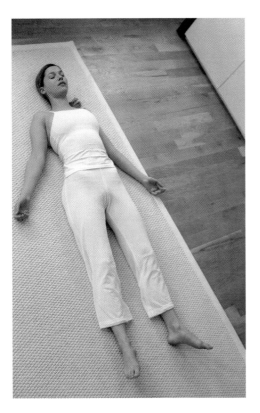

La routine quotidienne du vata

LES ÉLÉMENTS DU VATA SONT L'AIR ET L'ÉTHER, ET LE VATA EST LE DOSHA DES IDÉES ; LES TYPES VATA SONT DOUÉS D'UN MENTAL CRÉATIF ET IMAGINATIF. LORSQU'ILS SONT DÉSÉQUILIBRÉS, ILS SONT AGITÉS, SAUTANT CONSTAMMENT D'UNE IDÉE, D'UN ENDROIT OU D'UN PROJET À L'AUTRE. AFIN DE RESSENTIR UNE CERTAINE STABILITÉ, ILS ONT BESOIN DE S'ANCRER, ET LA MANIÈRE D'Y ARRIVER EST D'ÉTABLIR UNE ROUTINE QUOTIDIENNE, MÊME S'ILS TROUVENT TOUTE ROUTINE BEAUCOUP PLUS DIFFICILE QUE LES DEUX AUTRES TYPES. NÉANMOINS, CELA LES AIDERA À DEMEURER CONCENTRÉS, À MAINTENIR LEUR NIVEAU D'ÉNERGIE ET À PRÉVENIR L'ANXIÉTÉ DE MÊME QUE LE STRESS.

L'une des qualités des vatas est le froid, de sorte qu'ils adorent et qu'ils recherchent la chaleur et le confort. Leur routine quotidienne repose donc sur un rythme régulier de la journée qui soit calmant, réchauffant et nourrissant ; c'est un solide fondement pour la créativité et l'enthousiasme des vatas. Le temps froid et surtout le vent les perturbent : ils devraient toujours bien se couvrir en hiver, surtout la tête et les oreilles.

Il faut équilibrer les qualités de froid et de sécheresse par des aliments chauds, sucrés et gras (voir p. 56-57). Les vatas devraient prendre des repas à heures régulières dans une atmosphère calme et en se concentrant sur la nourriture. Essayez d'éviter la tendance des vatas à lire ou à écouter la radio en mangeant.

En raison de leur tendance à l'hyperactivité, les vatas manquent souvent d'énergie et accumulent de la fatigue dans leur système. Voilà pourquoi on leur recommande de faire uniquement des exercices légers (voir p. 88).

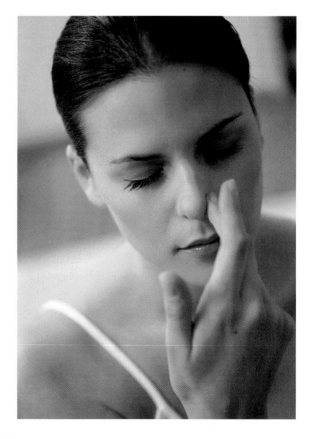

PRIORITÉS POUR MAINTENIR L'ÉQUILIBRE

- Pratiquez la méditation, le yoga ou la respiration alternée deux fois par jour.
- Donnez-vous un massage une fois par jour.
- Adoptez des heures régulières pour les repas et le coucher.

LE CYCLE QUOTIDIEN

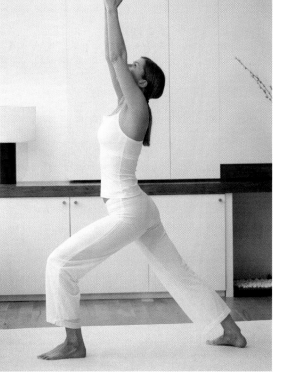

AVANT-MIDI

- Levez-vous avant, préféra-blement à 6 h. Buvez une tasse d'eau chaude et allez à la selle.
- Donnez-vous un massage à l'huile (voir p. 134-137) en utilisant l'huile de sésame sur le corps ; sur la tête, uti-lisez de l'huile de coco par temps chaud et de l'huile de tournesol ou d'olive par temps froid.
- Faites le Salut au soleil 2 ou 3 minutes et augmentez graduellement à 10 minutes (voir p. 96-101).
- Prenez votre douche, net-toyez-vous la langue (voir p. 69) et brossez-vous les dents.
- Pratiquez 10 minutes de yoga, suivies de 3 minutes de respiration alternée.
- Faites 5 minutes de méditation, en augmentant graduellement à 20 minutes.
- Prenez un petit-déjeuner léger : des rôties avec du beurre clarifié et de la confiture, la boisson au lait du matin, le thé vata ou à la camomille.

MIDI

Prenez du gingembre mariné 20 ou 30 minutes avant le repas. Le repas du midi doit être le plus substantiel de la journée.

APRÈS-MIDI

- Après le repas, asseyez-vous confortablement (ou couchez-vous) pendant 5 minutes et faites ensuite une marche lente pendant 10 minutes.
- Dans le milieu de l'après-midi (vers 15 h), prenez une pause tranquille pendant 10 minutes, en écoutant de la musique douce et en buvant une tisane, ou, si vous vous sentez moins en forme, une tasse de la boisson au lait du matin afin de stimuler l'énergie et de calmer le système nerveux.

SOIRÉE

- Refaites le yoga, le pranayama et la méditation en fin d'après-midi ou en début de soirée.
- Terminez votre repas du soir avant 19 h (ou le plus tôt possible). Mangez légèrement : soupe, riz, nouilles, rôties, le tout précédé de gingembre mariné, tout comme lors du repas du midi.
- Allez au lit à 22 h.

La routine de sommeil

Le mental excitable des vatas ne trouve pas naturelle-ment le sommeil profond mais, sans un repos noc-turne bienfaisant et régénérant, les vatas seront décon-centrés et manqueront d'énergie le lendemain. La clé dans l'établissement d'une bonne habitude de sommeil est, comme en presque tout chez les vatas, une question de routine constante.

Vous devriez commencer à vous préparer pour la nuit durant la soirée, en calmant le mental. Après 20 h 30, vous devriez éviter tout ce qui est trop stimu-lant : les conversations, les films, la radio, la télévision, la lecture et, par-dessus tout, le travail. Toutes ces acti-vités gardent votre mental trop actif et interfèrent avec votre sommeil.

La deuxième phase kapha de la journée s'étend de 18 h à 22 h et vous pouvez alors vous sentir somnolent. En fait, les vatas bénéficient grandement d'un coucher à 22 h. Le sommeil qui a commencé avant 22 h est souvent profond et il est moins susceptible d'être brisé durant la nuit. Cela est dû à la douceur et à la profondeur du kapha de cette période qui régit votre sommeil. De plus, si vous dormez durant la période pitta qui suit (de 22 h à 2 h), votre corps pourra mieux se réparer et se renouveler au niveau cellulaire ; il sera prêt pour le jour suivant.

D'autres moyens de faciliter le sommeil incluent la boisson au lait du soir (voir p. 62) ou une infusion relaxante, comme la camomille ou la verveine au citron. Vous pouvez aussi utiliser de l'huile essentielle de lavande ou de rose dans un brûleur ou en mettre deux ou trois gouttes sur votre oreiller. Une courte méditation allant jusqu'à 20 minutes plus tôt dans la soirée peut aussi calmer le mental. Finalement, ne vous inquiétez pas si le sommeil ne vient toujours pas rapidement. Le simple fait d'être au lit, surtout avant 22 h, et de fermer les yeux vous sera salutaire.

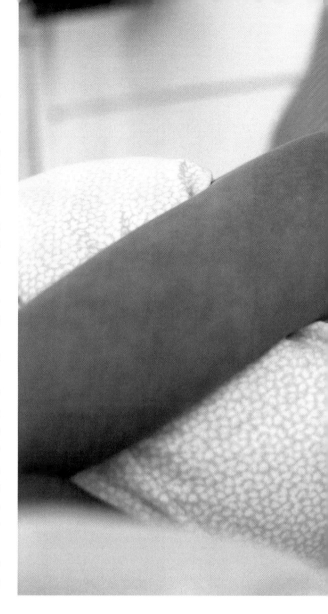

ACTIVITÉS ÉQUILIBRANTES POUR LES TYPES VATA

- La marche dans un environnement naturel protégé, surtout au clair de lune ou encore pieds nus dans l'eau chaude
- Le taï chi
- Le yoga
- Un peu de vin rouge le soir
- La respiration alternée (voir p. 126) surtout si vous notez que votre respiration est faible

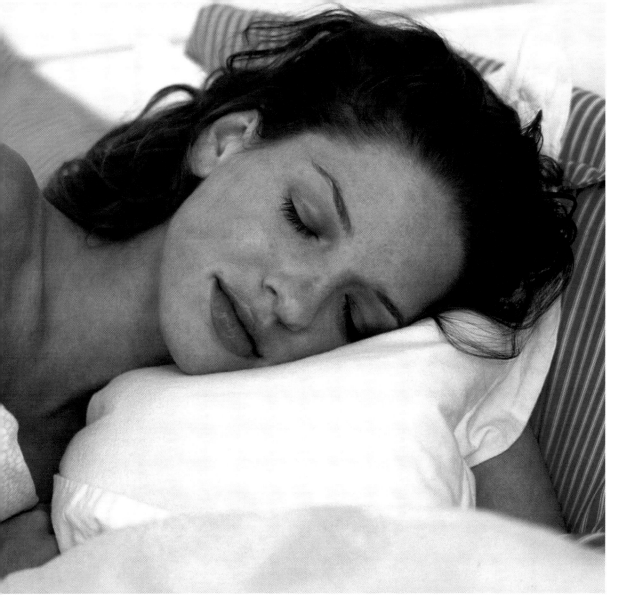

TÉMOIGNAGE

Problèmes de sommeil vata-pitta

Un couple au milieu de la quarantaine jouissait d'un mariage heureux et enviable, sauf pour un inconvénient. Au milieu de la nuit (entre 2 h ou 3 h), la femme se réveillait et se sentait froide, inquiète et seule. À son lever, le lendemain matin, son mari se sentait chaud, irritable et de mauvaise humeur. La femme vata avait besoin de plus de repos et allait au lit avant son mari, en s'assurant que la chambre était chaude et exempte de courant d'air. Au moment où le mari pitta allait se coucher, la chambre était trop chaude et étouffante pour lui, alors il ouvrait la fenêtre et baissait le chauffage. Lorsqu'elle se réveillait la nuit, sa femme fermait la fenêtre et montait de nouveau le chauffage, de sorte que le mari, en bon pitta, se réveillait en chaleur. La solution consistait à modifier la chambre : ainsi, le mari dormait près de la fenêtre et la femme, près du radiateur. Ils ont aussi acheté une couette à rembourrage inégal, le côté plus épais et plus chaud pour la dame, et ils en sont venus à un compromis sur la température de la pièce.

La routine quotidienne du pitta

LES ÉLÉMENTS PITTA SONT LE FEU ET L'EAU, MAIS C'EST LE FEU QUI DOMINE. D'UNE NATURE ENFLAMMÉE, LES PITTA SONT DES ÊTRES PASSIONNÉS, DE VÉRITABLES CHAMPIONS, OU ILS ONT PEUT-ÊTRE DES CONVICTIONS AUXQUELLES ILS TIENNENT FORTEMENT. AVEC LEUR INTELLECT INCISIF ET PÉNÉTRANT, ILS ARGUMENTENT AVEC ACHARNEMENT. TOUTEFOIS, LORSQU'ILS SONT DÉSÉQUILIBRÉS, ILS PEUVENT DEVENIR IRRITABLES, IMPATIENTS ET AGRESSIFS, ET LEURS MERVEILLEUX TALENTS D'ORGANISATEUR PEUVENT DEVENIR DICTATORIAUX.

Les types pitta sont également enflammés physiquement. Le pitta gouverne le métabolisme du corps, en particulier la digestion. Il est donc essentiel de prendre des repas satisfaisants à heures régulières. Si un pitta saute le repas du midi, son après-midi entier sera perturbé. Il est toujours préférable de soumettre un problème épineux à un pitta après un repas du midi satisfaisant alors que son humeur se sera calmée et que son formidable intellect sera à son meilleur. Vous approchez un pitta affamé à vos risques !

PRIORITÉS POUR MAINTENIR L'ÉQUILIBRE

- Prenez un repas satisfaisant le midi chaque jour, en optant pour des aliments biologiques non raffinés et qui neutralisent le pitta.
- Gardez votre corps au frais.
- Ne sautez jamais de repas.

Les pitta doivent se refroidir sur tous les plans. Essayez de rendre votre habitat et votre environnement de travail spacieux et maintenez-y la température basse. Vous devriez si possible éviter de vous asseoir au soleil alors qu'il fait chaud. Ne vous épuisez pas dans des sports de compétition, votre forme d'exercice favorite. L'exercice modéré et régulier est préférable. Toute forme de compétition augmente le pitta ;

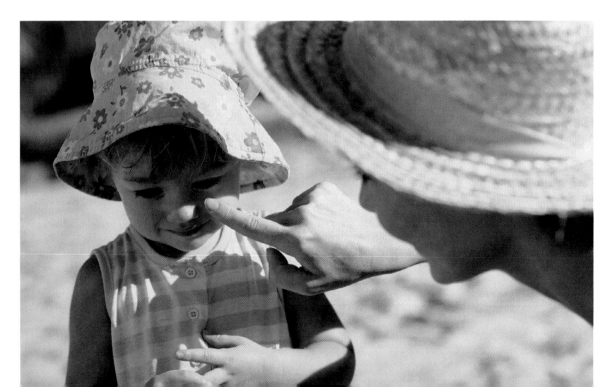

pensez à John McEnroe sous pression. L'exercice exigeant vous rend chaud aussi, ce que vous devriez essayer d'éviter, bien sûr. La natation est le meilleur exercice pour les pitta (voir aussi p. 89).

Des repas réguliers sont absolument essentiels, surtout celui du midi, et on doit les consommer lentement. Manger précipitamment est une tendance pitta qui se solde souvent par de l'acidité, des brûlures d'estomac et de l'indigestion. Les pitta ont tendance à engloutir la nourriture. On peut mettre fin à cette habitude en déposant toujours sa fourchette entre les bouchées. Il vous faudra y penser au début, mais vous finirez par le faire naturellement. Vous devez manger des aliments sucrés, amers, lourds et rafraîchissants (voir p. 58-59) afin d'éviter l'acidité gastrique et l'indigestion, sans compter la mauvaise humeur! Si vous êtes perturbé, vous devriez attendre d'être plus calme avant de manger. Vous devriez toujours prendre vos repas dans une atmosphère sympathique et calme, porter toute votre attention à la nourriture et y prendre vraiment plaisir. Cependant, vous ne devriez pas trop manger. Après le repas principal, l'estomac devrait être à moitié ou aux deux tiers plein. Après le repas, restez assis cinq minutes pour vous détendre.

LA ROUTINE QUOTIDIENNE

AVANT-MIDI
- Levez-vous à 7 h.
- Buvez une tasse d'eau chaude, allez à la selle.
- Donnez-vous un massage à l'huile. Si vous avez trop chaud, utilisez l'huile de coco au lieu de l'huile de sésame (voir p. 134-137).
- Pratiquez le Salut au soleil pendant 5 à 10 minutes (voir p. 96-101).
- Douchez-vous et nettoyez-vous la langue (voir p. 69).
- Pratiquez le yoga pendant 10 minutes, la respiration alternée de 2 à 3 minutes (voir p. 126-127).
- Faites de la méditation pendant 20 minutes.
- Prenez un petit-déjeuner léger : rôties avec beurre clarifié et confitures, boisson au lait du matin ou tisane à la menthe. Les boissons devraient être à la température de la pièce. Évitez les boissons glacées.

MIDI
- Prenez le repas le plus près possible de midi. Ce repas devrait être le plus substantiel de la journée.

SOIRÉE
- Répétez le yoga, les respirations et la méditation tôt en soirée.
- Allez au lit à 22 h.

Routine de sommeil

Les pitta dorment bien, mais ils n'ont pas besoin d'un sommeil particulièrement long pour se sentir frais le lendemain. Tout comme les vatas, vous devriez commencer à vous préparer pour la nuit au cours de la soirée, en calmant le mental. Après 20 h 30, vous devriez éviter tout ce qui est trop stimulant : les conversations, les films, la radio, la lecture et la télévision.

La deuxième phase kapha de la journée s'étend de 18 h à 22 h et vous pouvez alors vous sentir somnolent ; en allant vous coucher à 22 h, vous bénéficierez d'un sommeil particulièrement régénérant. Durant la période pitta qui suit (de 22 h à 2 h), votre corps va se renouveler ; il sera prêt pour le jour suivant.

LES SOINS DES CHEVEUX PITTA

L'excès de pitta se répercute directement sur les cheveux — grisonnement et calvitie prématurés — en brûlant les follicules et en supprimant les minéraux. En général, tout ce qui peut abaisser le pitta peut aider. Suivre la routine quotidienne stimulera la santé capillaire de façon naturelle. Il existe aussi d'autres recours :

- Massez-vous le cuir chevelu avec de l'huile de coco, riche en calcium et rafraîchissante.
- Évitez l'huile de sésame sur votre cuir chevelu (voir automassage, p. 134), car son pouvoir de réchauffement est inapproprié dans ce cas.
- Peignez doucement vos cheveux en direction opposée à celle de leur croissance afin d'augmenter la circulation à la racine. Évitez cependant le brossage vigoureux, car cela les endommagerait davantage.
- Mangez plus de coco, de lait de coco et de produits laitiers (sauf le fromage très fort), car tout cela abaisse le pitta et contient aussi du calcium.
- Buvez 1/3 tasse de jus d'aloès tous les jours.
- Consommez des radis blancs, des amandes et une poignée de graines de sésame par jour.
- Mangez également le fruit amla, le principal ingrédient dans le chawanprash (vendu dans les épiceries santé indiennes) pour ses valeurs nutritives.
- Prenez des suppléments minéraux à l'heure du coucher : 1200 mg de calcium, 600 mg de magnésium et 60 mg de zinc.

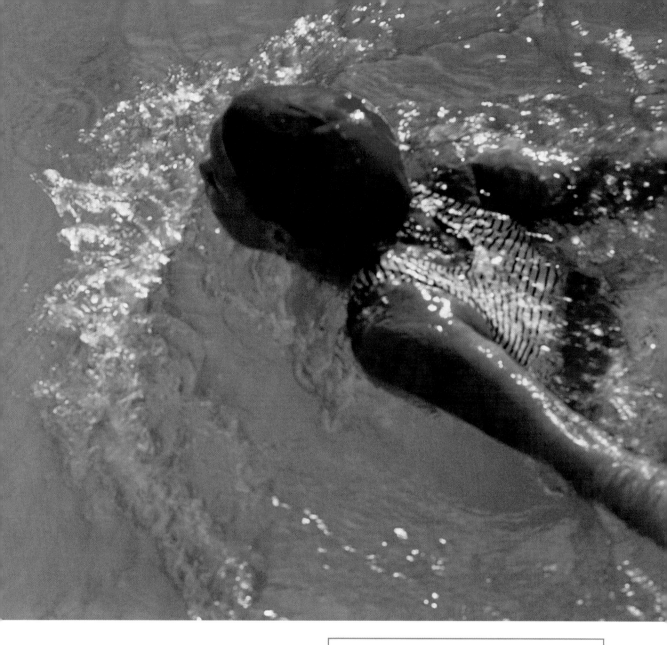

Nager ou **marcher** dans un environnement agréable est une **activité équilibrante**.

ACTIVITÉS ÉQUILIBRANTES POUR LES TYPES PITTA

- Toute activité dans un environnement frais et spacieux
- La marche dans un bel environnement, près de l'eau si possible
- Le ski
- La natation
- Des exercices modérés et non compétitifs

La routine quotidienne du kapha

LES ÉLÉMENTS DU KAPHA SONT LA TERRE ET L'EAU, AVEC PRÉDOMINANCE DE LA TERRE. C'EST CELA QUI PROCURE AU TYPE KAPHA SA FORCE ET SA RÉSISTANCE. LE KAPHA EST LE PLUS STABLE DES DOSHAS : PEU COLÉRIQUE, PATIENT ET COMPATISSANT. CEPENDANT, SANS STIMULATION SUFFISANTE, IL DEVIENT LENT, LÉTHARGIQUE ET MENTALEMENT ENNUYEUX.

Les types kapha ont un métabolisme lent et une tendance à prendre du poids : il leur faut davantage d'exercices — plus vigoureux aussi — que les deux autres doshas. L'exercice physique les aide aussi à demeurer mentalement alertes, en particulier dans un sport qui requiert des réactions rapides et une pensée vive. Afin de garder l'esprit clair et de vivre une journée productive, les types kapha, malgré leur tendance à rester au lit, doivent se lever tôt et faire de l'exercice immédiatement. Si vous êtes de type kapha, vous jouissez du sommeil le plus profond des trois doshas mais, si vous dormez trop (c'est votre inclination), cela va vous ralentir.

Votre calme, votre force et votre loyauté représentent des vertus appréciables. Si votre kapha est déséquilibré toutefois, vous allez vous enfoncer dans une ornière. La meilleure manière de vous maintenir alerte et de conjurer la léthargie consiste à vous lancer des défis et à effectuer de fréquents changements.

Les types kapha ont besoin de se protéger contre le froid et l'humidité. Assurez-vous de vous tenir au chaud (surtout votre tête et votre poitrine) en hiver et évitez les aliments qui forment du mucus (crème glacée, fromages à pâte ferme, lait froid et aliments de la restauration rapide, qu'ils soient chauds ou froids). Malgré sa force, le kapha a la digestion la plus faible des trois types, car il manque de feu et de mouvement ; en l'absence de stimulant digestif, il produit du mucus sans arrêt (n'avalez jamais du mucus).

Routine de sommeil

Les kapha tombent naturellement dans un sommeil profond et lourd. Malgré cela, après 20 h 30, évitez les activités trop stimulantes : les conversations, les films, la radio, la lecture et la télévision. Mettez-vous au lit à 22 h et votre sommeil sera particulièrement réparateur.

PRIORITÉS POUR MAINTENIR L'ÉQUILIBRE

- Levez-vous tôt tous les matins et faites de l'exercice vigoureux tous les jours.
- Prenez du gingembre mariné avant chaque repas (voir p. 62).
- Faites des choses imprévues, sortez de votre enclos habituel !

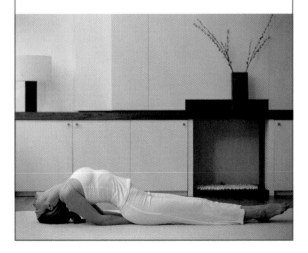

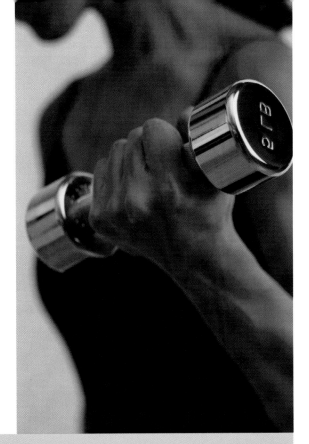

ACTIVITÉS ÉQUILIBRANTES POUR LES TYPES KAPHA

- La course
- L'entraînement sur piste
- Les travaux lourds de jardin
- Tout sport qui demande des mouvements et une pensée rapides
- Toute activité nouvelle et représentant un défi

LE CYCLE QUOTIDIEN

AVANT-MIDI
- Levez-vous avant 7 h.
- Buvez une tasse d'eau chaude ou de café frais s'il fait froid dehors ; allez à la selle.
- Donnez-vous un massage sans huile, à mains nues ou avec un gant de soie (voir p. 133).
- Faites le Salut au soleil pendant 5 à 10 minutes (voir p. 96-103).
- Faites de l'exercice vigoureux pendant une demi-heure.
- Douchez-vous et nettoyez-vous la langue (voir p. 69).
- Pratiquez le yoga pendant 10 minutes, la respiration alternée pendant 2 ou 3 minutes (voir p. 126-127).
- Faites de la méditation pendant 20 minutes.
- Sautez le petit-déjeuner si vous n'avez pas faim. Sinon, mangez très légèrement et buvez une infusion épicée et chaude (voir p. 60).

MIDI
- Prenez le repas le plus près possible de midi. Ce repas devrait être le plus substantiel de la journée.

SOIRÉE
- Répétez le yoga, la respiration alternée et la méditation en début de soirée.
- Mangez très légèrement en soirée, en prenant du gingembre mariné auparavant.
- Mettez-vous au lit à 22 h.

6 La cure mentale

On croit souvent à tort que le yoga se résume seulement en une série d'exercices physiques. Pratiqué régulièrement, le yoga revigore, tant physiquement que mentalement, et calme. Cela devient en réalité une forme de méditation en mouvement, mais seulement lorsque vous êtes attentif à ce que vous faites. Les distractions vous éloignent des bienfaits du yoga; il est préférable de pratiquer en silence et, si possible, à la même heure chaque jour. Les rythmes des enchaînements aident à acquérir un état dans lequel on ne s'occupe que de l'«ici-maintenant», de la respiration et du corps. C'est la préparation parfaite pour la méditation que nous explorons dans le présent chapitre. Le yoga et la méditation sont tous les deux fondés sur l'intégration du mental et du corps dans un état de pure conscience. Les Occidentaux considèrent souvent la méditation comme un concept entièrement étranger, qui exige de soumettre le corps à des contorsions et à des postures bizarres et de se retirer du monde. L'ayurveda européen ne voit pas cela du même œil. C'est plutôt un parfait antidote pour le stress dans un monde où la pression est forte. Tout comme la cure physique vous a montré comment vous offrir un corps plus en santé, la cure mentale vous enseigne une manière simple et efficace pour arriver naturellement à un état de calme.

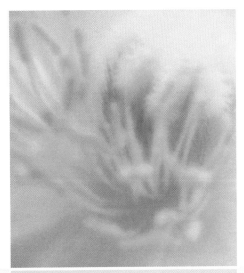

vata

LES GENS DE TYPE VATA

Méditation
Dix minutes le matin, après votre yoga,
et à nouveau en fin d'après-midi ou en début
de soirée.

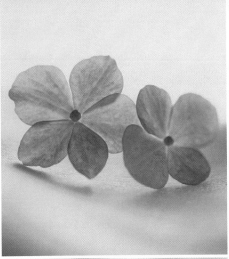

pitta

LES GENS DE TYPE PITTA

Méditation
Vingt minutes le matin, après votre yoga,
et à nouveau en début de soirée.

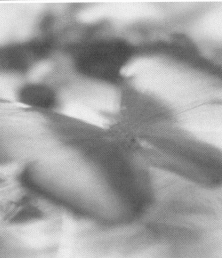

kapha

LES GENS DE TYPE KAPHA

Méditation
Vingt minutes le matin, après votre yoga,
et à nouveau en fin d'après-midi ou en début
de soirée.

La méditation

Au cours du siècle dernier, nous avons assisté à des progrès scientifiques ayant dépassé les rêves les plus fous des générations précédentes, ce qui a éliminé la plupart des aspects pénibles de la vie (du moins en Occident) et qui nous a procuré une qualité de vie sans commune mesure avec celle d'autrefois. Ces progrès sont survenus à une époque de changements incessants, de vitesse et d'innovations. Dans notre course pour demeurer au fait, nous ne faisons plus face aux anciennes maladies infectieuses mortelles, désormais éradiquées, mais à une nouvelle maladie mortelle qui résulte souvent directement du stress et de l'anxiété, lesquels font maintenant partie de la vie de tous les jours.

La clé de la **méditation** est la tranquillité naturelle du mental : on **ne le force pas** à se concentrer, mais on lui permet de **demeurer** dans le silence.

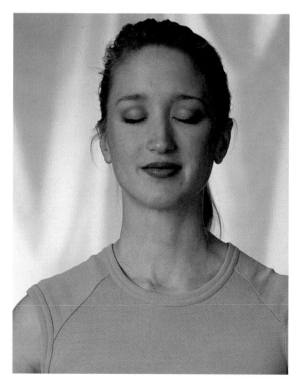

La solution préconisée par l'ayurveda européen est la méditation. C'est une technique très simple afin de bien établir le mental, ce qui procure un sentiment de paix intérieure et, conséquence directe, un meilleur style de vie, souvent allégé de plusieurs habitudes jadis causes de stress.

En Occident, on a pris conscience de la méditation pour la première fois dans les années 1960, alors que les Beatles, entre autres personnalités, se sont rendus en Inde pour apprendre la technique du Maharishi Mahesh Yogi. D'abord écartée comme faisant partie de l'engouement hippie pour l'Orient, la méditation est maintenant pratiquée partout dans le monde par des gens de tous âges et de toutes provenances pour ses effets calmants et relaxants ; au travail, de nombreuses compagnies ont découvert qu'elle augmente la productivité et qu'elle réduit l'absentéisme. C'est exactement cette forme de méditation transcendantale, qui fait usage d'un mantra, que recommande l'ayurveda.

La béatitude sans effort

Bien des gens sont révulsés par l'idée d'apprendre la méditation, à cause de ses origines orientales : ils croient avoir à accepter un nouveau système de croyances et à changer de style de vie. En fait, bien que la philosophie orientale recèle un trésor inépuisable pour l'étude, l'ayurveda européen enseigne tant

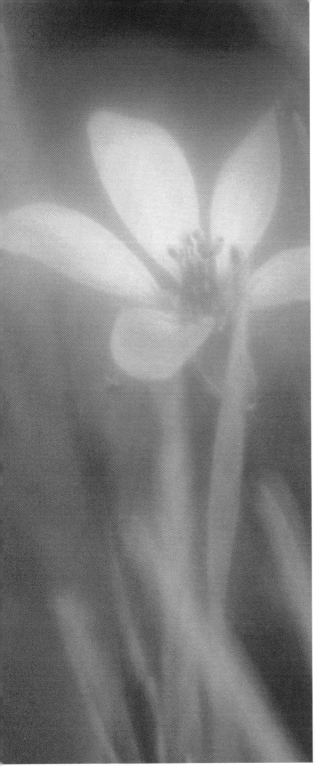

la méditation transcendantale que le pranayama comme des techniques simples et directes qui abaissent les niveaux de stress et qui amènent un bien-être physique et mental accru.

Aucune posture précise n'est nécessaire : vous pouvez tout simplement vous asseoir confortablement sur une chaise avec les yeux fermés pendant la méditation, car vous devriez être dans un état de relaxation et de repos profonds. La clé de la méditation est la tranquillité naturelle du mental : on ne le force pas à se concentrer, mais on lui permet de demeurer dans le silence.

Le mental vagabond

Bien des gens présupposent qu'ils ne pourraient méditer parce que leur mental ne demeurerait pas en silence : ils s'ennuieraient, ils s'agiteraient et leur mental vagabonderait au milieu d'idées sans queue ni tête : « Où dois-je me rendre demain ? Ai-je nourri le chat ? Que dois-je faire après ma méditation ? » Selon l'ayurveda européen, il est inévitable que le mental erre et cela ne vous empêche pas de méditer.

Il n'est pas dit qu'un mental actif ne peut être tranquille. Ce serait comme regarder la mer et dire qu'elle est houleuse seulement en considérant sa surface. En plongeant dans la mer, vous verriez que plus vous descendez, plus elle est calme. Sans les profondeurs silencieuses sous-jacentes, les vagues de surface n'existeraient pas. Les scientifiques expriment ce fait par la formule suivante : « L'état excité renferme l'état moins excité. » En d'autres mots, tout organisme de la nature capable d'activité est aussi capable d'une activité réduite et, utilement, d'une tranquillité totale. Votre mental ne fait pas exception. Si vous pouvez courir, vous pouvez aussi vous arrêter de courir. Si vous pouvez penser, vous pouvez aussi vous arrêter de penser.

En fait, lorsque le mental vagabonde, il recherche un état de bonheur. Toutes nos actions, qu'il s'agisse de planifier des vacances, d'acheter une maison ou une voiture, de changer de carrière ou d'entreprendre une relation, sont sous-tendues par ce but commun. Le mental ne trouve toutefois pas le bonheur sur une plage brûlée par le soleil ni dans une nouvelle Porsche, mais plutôt dans l'océan de conscience sous-jacent. C'est un état de béatitude silencieuse qui est sa vraie nature.

Durant la **méditation**, le mental se détourne des expériences des **sens** et se tourne vers l'expérience **mentale**, jusqu'à ce que même la **pensée** s'évanouisse et que tout ce qui reste soit « Je suis ».

Selon l'ayurveda européen, nos pensées — qui semblent apparaître au hasard et de manière incessante durant l'état de veille et pendant toute notre vie — ont leur source dans le mental inconscient et montent à la surface comme des bulles. Pourtant, cela représente une faible partie du potentiel de notre mental. En fait, selon les scientifiques, nous utilisons moins de 10 p. 100 de notre mental (certains disent aussi peu que 0,1 p. 100). Lorsque nous plongeons plus profondément que ce niveau de surface et que, durant la méditation, nous faisons l'expérience de niveaux d'activité mentale plus subtile, nous élargissons la capacité de notre mental conscient, comme cela a été démontré par l'amélioration dans la créativité et les performances mentales des méditants (voir p. 123).

Durant la méditation, le mental se détourne des expériences des sens (« Je suis l'acteur ») et se tourne vers l'expérience mentale (« Je pense »), jusqu'à ce que même la pensée s'évanouisse et qu'il ne reste plus que « Je suis ». Cet état paisible et serein est tout simplement l'expérience de notre propre être intérieur, au-delà de la souffrance et de la pensée négative. Enfants, nous n'étions pas cyniques ni déprimés. Les émotions négatives ne nous sont pas naturelles ; elles sont plutôt le produit du stress accumulé. Elles n'existaient pas à notre naissance. Nous pouvons encore nous en passer.

L'intelligence naturelle

Lorsque nous atteignons cet océan de conscience, notre mental n'est pas vide, contrairement à ce qu'on croit souvent. C'est plutôt l'opposé. Nous pressentons la créativité et l'intelligence de la nature elle-même et de notre nature véritable, qui en fait partie. Que vous considériez l'étendue des galaxies ou un simple flocon de neige, l'évidence de l'intelligence créatrice et harmonieuse de la nature vous entoure.

Notre propre corps est un exemple remarquable. Des millions de réactions chimiques se déroulent chaque seconde dans le corps humain. Le processus de la guérison — même dans le banal cas d'une coupure mineure au doigt — entraîne des milliers d'opérations complexes, régies par un équilibre délicat, que nous ne pouvons même pas commencer à copier artificiellement. Nous disposons de notre propre pharmacie interne, qui peut fabriquer n'importe quel médicament contribuant à notre équilibre : des tranquillisants, des antidépresseurs, des somnifères, des antibiotiques et des médicaments contre le cancer. Tout cela nous est administré sans effet secondaire et selon la dose parfaite, au bon moment et au bon endroit. La plus grande partie de ces connaissances du corps ont été découvertes récemment, mais l'intelligence naturelle de notre corps l'emploie depuis le début de l'évolution. Lorsque nous méditons, nous avons accès à cette intelligence naturelle et il en résulte une panoplie de bienfaits très bien étudiés. Une étude des statistiques de l'assurance-santé sur 2 000 personnes ayant pratiqué la technique pendant cinq ans montre que ces personnes ont visité le médecin et l'hôpital deux fois moins souvent que d'autres groupes semblables par l'âge, le sexe, la profession et autres critères. Il est à noter que l'écart s'accroît avec l'âge : les méditants plus âgés ont besoin de moins de soins que les non-méditants. De manière plus précise, les méditants ont été hospitalisés 87 p. 100 moins souvent pour des maladies cardiaques, 55 p. 100 moins souvent pour le cancer, 87 p. 100 moins souvent pour des désordres du système nerveux et 73 p. 100 moins souvent pour des problèmes au nez, à la gorge et aux poumons.

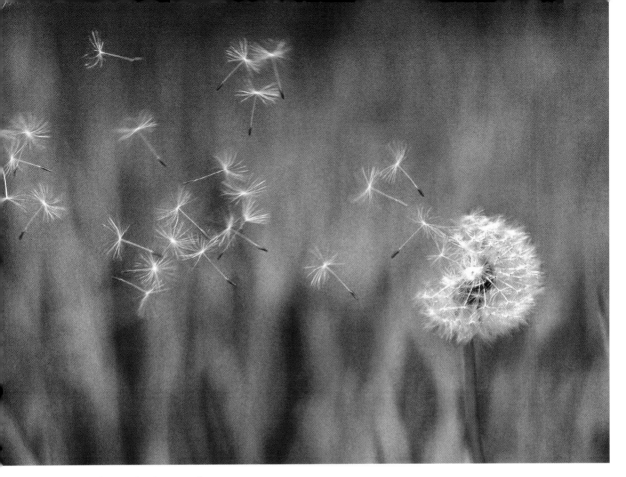

Les bienfaits de la méditation

Durant les 30 dernières années, de nombreuses recherches cliniques ont porté sur les bienfaits de la méditation transcendantale pratiquée régulièrement. Il est intéressant de noter que ces bienfaits se sont fait sentir immédiatement — malgré tout scepticisme de la part du méditant — et se sont prolongés tout au long de la journée après la méditation.

Performances cérébrales améliorées

À mesure que le cerveau s'habitue à des niveaux de pensée plus intuitifs et plus subtils, l'activité des ondes cérébrales se fait plus ordonnée et cohérente. Les tests à l'électroencéphalogramme (EEG) montrent une différence entre les ondes électriques engendrées durant la méditation et celles que nous produisons en d'autres moments, que ce soit dans l'état de veille ou de sommeil profond. Cette activité électrique adopte un rythme plus lent et on enregistre des ondes régulières et égales dans toutes les parties du cerveau. Grâce à une pratique assidue, cette régularité perdure après la méditation. Les ondes alpha et thêta, indices d'un état de conscience reposé et alerte, apparaissent dans les parties centrales et arrière du cortex et, de là, s'étendent aux lobes frontaux, un phénomène par ailleurs rarement observé. L'activité des hémisphères gauche et droit du cerveau est fortement synchronisée et les mécanismes de traitement de l'information deviennent finement réglés. Selon les chercheurs médicaux, cette activité cohérente du cerveau se retrouve à l'occasion de meilleures performances mentales : amélioration de l'intelligence et de la créativité, de la capacité de résoudre des problèmes et de prendre des décisions, amélioration de la mémoire, de la capacité d'apprentissage, de la clarté mentale, de la compréhension, de la concentration et du temps de réaction. De tels progrès engendrent une plus grande confiance et une plus grande estime de soi, une réduction de l'angoisse et des dépressions, ainsi qu'une diminution de la consommation d'alcool, de cigarettes et de drogues.

Un profond repos physique

Lorsque le mental se calme, le niveau de stress du corps s'en trouve également réduit. La respiration se fait moins profonde, le rythme cardiaque diminue et tout le système cardiovasculaire se repose en profondeur. La pression sanguine et le rythme respiratoire diminuent, mais le sang porte la même quantité d'oxygène. La circulation s'améliore et l'activité du système nerveux autonome diminue. Le niveau de certains composés chimiques, qui se trouvent naturellement dans le corps et qui sont indicateurs de stress, comme le lactate sanguin et la cortisolémie, sont réduits de façon significative, tandis que d'autres, qui soutiennent la vie (prolactine du plasma et la phénylalanine) augmentent. Les muscles tendus se relâchent automatiquement, la tension et la fatigue se trouvent réduites, le système immunitaire est fortifié et le taux de cholestérol diminue. D'autres effets secondaires de ce profond repos incluent une réduction des maux de tête, des migraines, de l'asthme, des crises d'angoisse, du psoriasis, de l'eczéma, des colites, du diabète, du syndrome prémenstruel, du syndrome de fatigue chronique et des maladies coronariennes.

Amélioration des performances sportives et des relations

Le stress nuit à tous les aspects de la vie ; en revanche, la pratique de la méditation annule les effets du stress. Les performances dans le sport et au travail s'améliorent. En outre, plusieurs méditants rapportent que les relations deviennent plus harmonieuses lorsque la pression disparaît.

Risques de cancer réduits

Les recherches se poursuivent afin de vérifier si la méditation a une incidence sur le cancer. On croit que certains types de cancers se manifestent à des moments de grand stress, car celui-ci peut dérégler le fonctionnement du système immunitaire, nécessaire pour détruire les cellules cancéreuses. Certains médecins croient donc que la réduction du stress par la méditation a sa place dans le traitement du cancer, bien que nous ne disposions pas encore de recherches suffisantes pour en juger.

Comment fonctionne la méditation

Le savoir védique — cette science profonde sur laquelle repose l'ayurveda — ressemble de façon incroyable à la physique quantique. En physique quantique, l'étude des particules subatomiques révèle que les éléments les plus fondamentaux de la création, y compris nous-mêmes, ne sont pas du tout des particules mais des vibrations d'énergie. Les rishis et les maharishis, qui, les premiers, ont formulé l'ayurveda, ont reconnu cela lors de leurs propres découvertes sur le système nerveux humain. En méditant à des niveaux très raffinés, ils ont découvert ces vibrations énergétiques qui, ensemble, ont fait le son primordial : Om. On a ainsi découvert l'utilisation du mantra afin de harnacher le pouvoir des vibrations harmonieuses.

On peut utiliser divers sons comme mantras. Comme il n'a aucun sens, le mantra ne maintient pas le mental à la surface à la manière des techniques de contemplation, de visualisation ou de concentration. Il permet au mental de demeurer actif sans le diriger ; le mental est libre de s'établir dans le silence profond.

La présence d'un professeur compétent, qui choisira le mantra approprié pour vous et qui vous montrera comment vous en servir, demeure la meilleure manière d'apprendre à méditer. Le cours consiste généralement en plusieurs séances échelonnées sur une période de temps pendant laquelle vous pratiquez à la maison : vous pouvez ainsi vérifier vos progrès et discuter de toute difficulté.

Lorsque vous méditez à la maison, essayez de le faire toujours au même moment et au même endroit. Ce sont des séances courtes et régulières plus que quelques longues sessions occasionnelles qui procurent les bienfaits. Commencez par une ou, de préférence, deux sessions de 10 minutes, l'une le matin l'autre le soir, avant de manger mais pas après avoir bu de l'alcool. Si vous êtes très fatigué, vous allez probablement vous assoupir jusqu'à ce que la méditation élimine cette fatigue. Débranchez le téléphone ou activez le répondeur et faites tout ce qui est nécessaire pour éviter d'être dérangé. Trouvez un coin tranquille, portez des vêtements amples et confortables et enlevez vos chaussures. Une fois devenu un adepte, vous pourrez méditer n'importe quand et en n'importe quel endroit, malgré le bruit environnant et la présence d'autres gens près de vous.

Vous pouvez vous asseoir par terre, les jambes croisées, si vous trouvez la position confortable. Par ailleurs, si vous êtes très flexible et que cela n'exige pas d'effort pour la maintenir, vous pouvez même adopter une position plus complexe, comme le lotus ou le demi-lotus. Quoi qu'il en soit, il est important que vous soyez à l'aise durant toute la séance dans la position que vous choisissez, même s'il est permis de bouger et de gigoter ! Asseyez-vous raisonnablement droit et si vous savez que vous aurez mal au dos au bout de cinq minutes, appuyez-vous contre un meuble ou asseyez-vous sur une chaise droite, les pieds à plat au sol.

Avant de commencer, prenez un moment pour être attentif à votre corps. Prenez quelques respirations lentes et profondes et tentez de relâcher toute région tendue. Les endroits les plus fréquemment tendus sont les épaules et le dos, mais beaucoup de gens entretiennent, inconsciemment, des tensions partout dans leur corps de même que dans le visage

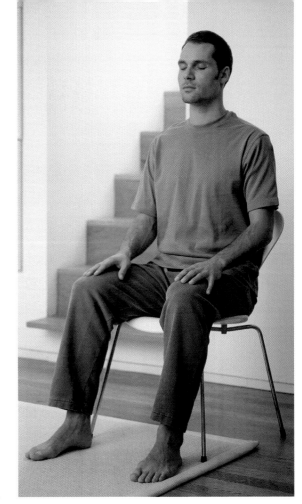

et le cuir chevelu. Finalement, passez en revue votre mental afin de vous rendre compte des pensées et des inquiétudes de l'instant. Observez-les et mettez-les de côté pour y réfléchir plus tard. Laissez maintenant le mantra imprégner votre mental et commencez votre méditation.

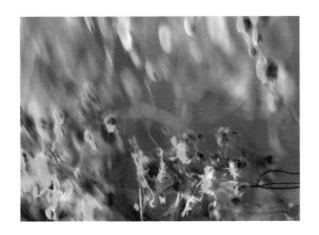

Lorsque vous **méditez à la maison,** essayez de le faire **au même moment et au même endroit.** Ce sont des séances courtes et régulières qui **procurent les bienfaits.**

Les techniques de respiration

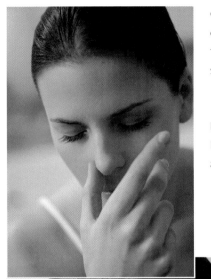

ON PEUT UTILISER LE SOUFFLE DE PLUSIEURS MANIÈRES DANS LE BUT DE DÉTENDRE LE CORPS ET LE MENTAL, ET D'AMÉLIORER AINSI L'ATTENTION. LES TECHNIQUES DE RESPIRATION SE RÉVÈLENT PARTICULIÈREMENT UTILES DANS LE TRAITEMENT DE L'INSOMNIE. ELLES SONT AUSSI BÉNÉFIQUES COMME MOYEN DE RELÂCHER LE STRESS DURANT LA JOURNÉE.

Pranayama

Il s'agit simplement d'une respiration alternée : vous utilisez une narine à la fois. Cela ralentit la respiration et crée une sensation de calme.

1 Asseyez-vous sur une chaise qui soutient bien votre colonne, de manière à vous sentir à l'aise et détendu. Si vous préférez, vous pouvez vous agenouiller ou vous asseoir les jambes croisées sur le plancher ; mais votre dos doit être le plus droit possible, sans tension. Choisissez la position la plus confortable : c'est elle qui sera la meilleure pour le pranayama.

2 Fermez les yeux et inspirez. Avec la main gauche sur votre cuisse, levez la main droite à hauteur de votre visage et, avec votre pouce, bouchez la narine droite.

3 Expirez par la narine gauche lentement et sans effort. Puis, inspirez à nouveau lentement et sans effort.

4 Bouchez maintenant la narine gauche avec le majeur de votre main droite. Expirez, puis inspirez lentement par la narine droite.

5 Continuez d'alterner entre les narines pendant cinq minutes. Votre respiration devrait être la plus naturelle possible, sans exagération, bien qu'elle puisse être un peu plus lente et plus profonde qu'à l'habitude.

6 Après cinq minutes, asseyez-vous tranquille, les yeux fermés, et respirez normalement.

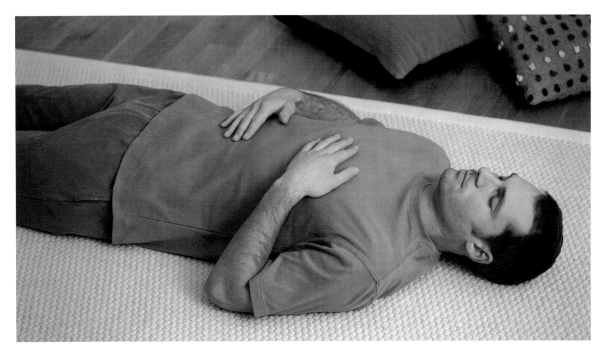

La respiration abdominale

1 Allongez-vous dans la posture du Cadavre (voir p. 107), sur une couverture étendue sur le plancher; si vous avez froid, couvrez-vous à l'aide d'une autre couverture. Votre colonne devrait être déroulée dans l'axe d'une longue ligne se prolongeant à travers le cou jusqu'au sommet de la tête. Laissez vos pieds et vos jambes retomber à l'extérieur, de façon à vous sentir détendu, et placez vos bras un peu à l'écart de votre corps, les paumes vers le haut. Vérifiez s'il y a des signes de tension dans votre corps et relâchez-les le plus possible.

2 Placez une main sur votre abdomen et l'autre sur votre poitrine. Sentez votre corps bouger avec votre respiration. Si la main sur votre poitrine bouge plus que celle sur votre abdomen, c'est que votre souffle ne pénètre que dans une petite portion de votre corps.

3 À la respiration suivante, expirez le plus complètement possible, en poussant l'air depuis le fond des poumons. Respirez alors à nouveau par le nez le plus longtemps possible jusqu'à ce que vous sentiez votre abdomen se soulever et non pas seulement votre poitrine.

4 En inspirant et en expirant seulement par le nez, continuez de prendre de longues et lentes respirations abdominales durant quelques minutes.

5 Retrouvez votre respiration normale pendant quelques minutes avant de vous lever.

TÉMOIGNAGE

Une femme d'affaires très prospère (vata/pitta), au milieu de la trentaine, trouvait que le côté pitta de sa constitution montait à la fin de la matinée (le temps pitta) et il y avait risque pour elle de littéralement perdre son sang-froid. Elle disparaissait alors de la circulation et se réfugiait dans la toilette des dames pour pratiquer le pranayama quelques minutes. Cela la détendait et la calmait. Seul problème: ses collègues remarquaient le changement spectaculaire en elle ainsi que son calme radieux, et ils en concluaient qu'elle devait avoir des problèmes intestinaux!

7 Les traitements

Il est désormais possible de recevoir des traitements professionnels de thérapeutes entraînés en ayurveda européen. L'ayurveda traditionnel fait appel à des traitements que la plupart des Occidentaux trouveraient inconfortables, tels que le vomissement provoqué, la saignée, les purgations et les lavements intestinaux. Cependant, au contraire des centres de l'ayurveda traditionnel, les centres de santé de l'ayurveda européen ne cherchent pas à fonctionner en tant que centres médicaux ou hôpitaux dispensant des soins pour guérir des maladies spécifiques. Néanmoins, grâce à la désintoxication et à la détente, ils éliminent plusieurs facteurs de risque associés à des maladies sérieuses et allègent les problèmes reliés au stress par un changement relaxant et revigorant. Durant votre séjour, on vous propose une diète légère, car ces traitements purifient en profondeur et le corps est occupé à éliminer les toxines. Étant donné que l'on encourage le repos et la détente, vous ne pratiquez que les exercices les plus doux, comme la marche et le yoga. La plupart des gens, surtout ceux qui ont été soumis au stress depuis des années, trouvent qu'ils y dorment plus profondément; ils repartent régénérés et détendus.

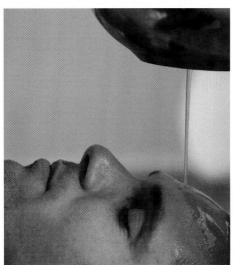

vata

LES GENS DE TYPE VATA

Massage

Massage à l'huile de sésame chaude sur le corps et à l'huile de coco sur la tête par temps chaud. Massage à l'huile de tournesol ou d'olive par temps froid.

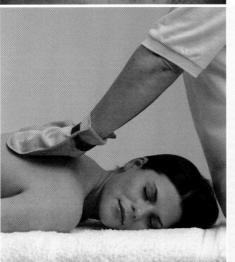

pitta

LES GENS DE TYPE PITTA

Massage

Massage à l'huile de sésame ou, s'il fait trop chaud, à l'huile de coco.

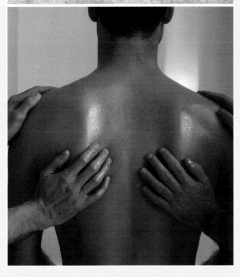

kapha

LES GENS DE TYPE KAPHA

Massage

Massage ferme à mains nues ou avec des gants de soie.

Les massages thérapeutiques

LE MASSAGE AYURVÉDIQUE EST TRÈS DIFFÉRENT DES FORMES DE MAS-
SAGES PLUS CONNUS EN OCCIDENT. TOUS LES MASSAGES SE DON-
NENT EN SILENCE PAR DEUX THÉRAPEUTES, DANS UNE PARFAITE SYN-
CHRONISATION. LES MOUVEMENTS SONT TRÈS DIFFÉRENTS DES
MOUVEMENTS OCCIDENTAUX ET ILS VARIENT SELON VOTRE DOSHA. EN
GÉNÉRAL, LES TRAITEMENTS DURENT PLUS LONGTEMPS ET ON UTILISE
UNE HUILE SPÉCIFIQUE POUR VOTRE DOSHA, QU'ON APPLIQUE
CHAUDE. DANS LE MASSAGE AYURVÉDIQUE, LA CHALEUR EST UN FAC-
TEUR PURIFIANT. TOUS CES ÉLÉMENTS PRODUISENT UN TRAITEMENT
PROFONDÉMENT RELAXANT, THÉRAPEUTIQUE ET DÉSINTOXIQUANT.

Massage rajeunissant

Selon les textes anciens, une séance de ces massages
thérapeutiques, de concert avec une diète ayurvédique purificatrice, «régénère les tissus du corps et fortifie les sens, prévenant ainsi le vieillissement et procurant une vie de cent ans». Cela peut sembler une
affirmation extravagante, mais la recherche a démontré que le traitement ayurvédique pouvait avoir des
effets remarquables. On a constaté qu'une semaine
dans un club de santé ayurvédique expulsait les
toxines, évacuait l'angoisse de même que les facteurs
de risque cardiovasculaires, y compris le taux de cholestérol, et surmontait la fatigue. Selon le test Morgan,
qui mesure le vieillissement, il réduit votre âge physiologique d'un peu moins de cinq ans en moyenne.

Dès votre arrivée à un club de santé ayurvédique, le
calme et la tranquillité de l'endroit vous impressionne-
ront. On n'y entend aucune musique de fond et les traitements se déroulent en silence, sauf à l'occasion, pour
vous demander de vous retourner. Durant le massage,
vous êtes complètement nu et, bien que des serviettes
recouvrent les parties du corps qui ne sont pas en train
d'être massées, elles sont parfois bien petites! Cependant, même si vous vous sentez particulièrement exposé

de temps à autre, vous n'avez jamais froid, et l'une des
premières choses que vous remarquez est la chaleur qui
règne dans la salle de traitement. Tout sentiment de gêne
tend à disparaître en quelques minutes: les massages
sont profondément relaxants et ils sont toujours donnés
par des thérapeutes de même sexe que vous.

Abhyanga

Le massage corporel le plus utilisé est l'abhyanga, qu'on
traduit par «mains affectueuses». Il s'agit d'un massage très
calmant et très doux destiné à stimuler le relâchement des
toxines au niveau cellulaire et la circulation dans les tissus
sous-cutanés. Il y a trois types de massages (vata, pitta et
kapha), qui varient en profondeur, en vitesse de mouvement et en durée (entre 35 minutes et 1 heure).

Le massage commence au moment où vous vous
asseyez sur une chaise, encore habillé d'un peignoir. On
vous lave les pieds avec soin, on les assèche et on les
place sur une bouillotte. On masse vos épaules, votre
visage et votre tête — incluant vos oreilles — avec de
l'huile chaude. On utilise généralement de l'huile de

TÉMOIGNAGE

Le prince Andrew, d'Angleterre, est un adepte de
l'ayurveda européen depuis 1997. Une fois par an,
il s'offre un panchakarma complet de quatre jours.
Comme il est pitta/kapha, son traitement se
déroule durant l'hiver, habituellement après Noël.
Il entreprend ensuite le programme de trois jours
et, en été, il amorce une journée tout liquide. Les
moqueries au sujet de son poids sont maintenant
choses du passé: il a l'air et il se sent en meilleure
santé, plus heureux et rempli de vie.

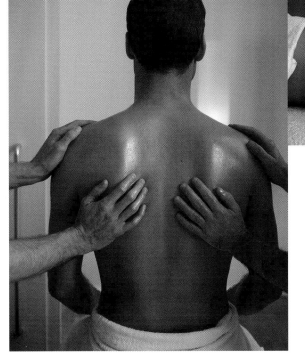

votre dosha ou votre déséquilibre. On répète ce massage préliminaire au début de tous les massages décrits plus loin. Après ce massage initial, on vous conduit à la table de traitement, où l'on masse votre dos et vos bras tandis que vous êtes assis sur le bord de la table. Vous vous étendez ensuite pour un long massage du corps, les deux thérapeutes travaillant en parfait synchronisme. La plupart des gens découvrent que, parce qu'il y a quatre mains au lieu de deux, ils ne restreignent pas leur attention à un endroit particulier de leur corps mais glissent plutôt dans un état de profonde relaxation. À cause de la chaleur de l'huile, les muscles se relâchent rapidement et en profondeur. À la fin de ce massage, on vous enveloppe dans des serviettes chaudes et on vous laisse vous reposer pendant environ 20 minutes.

sésame, car elle possède des propriétés thérapeutiques intrinsèques (voir p. 134), mais ceux qui ont une peau très sensible peuvent avoir besoin d'une huile plus douce. On parfume souvent l'huile de base avec d'autres huiles thérapeutiques créées sur mesure pour

Shirodhara

On combine souvent l'abhyanga avec le shirodhara : cette combinaison procure à l'esprit ce que le premier massage a accompli pour le corps. Il est particulièrement calmant pour les désordres vata, telles l'insomnie et

l'angoisse, et il détend profondément le système nerveux. Alors que vous vous reposez sur le dos, votre tête légèrement penchée vers l'arrière, un mince filet d'huile de sésame passe entre vos sourcils, oscille comme un pendule et s'arrête presque imperceptiblement chaque fois qu'il atteint le centre ou les tempes. Ce traitement dure 20 minutes et plusieurs comparent son effet à la transcendance, l'état de béatitude du méditant. Après le shirodhara, vous vous reposez dans un lit pendant environ une heure, soit dans un état de complète relaxation, ou, après quelques minutes, bien endormi.

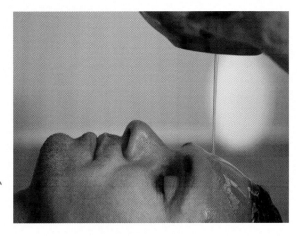

Urdvatana

C'est un massage très revigorant administré à l'aide d'un mélange spécial de pâtes d'herbes, faites de diverses céréales, farines, herbes et huiles. Il purifie, exfolie, tonifie et raffermit la peau. Après le massage, la peau est fraîche, jeune et douce comme de la soie. Il améliore la circulation, facilite la perte de poids et est très efficace contre la cellulite.

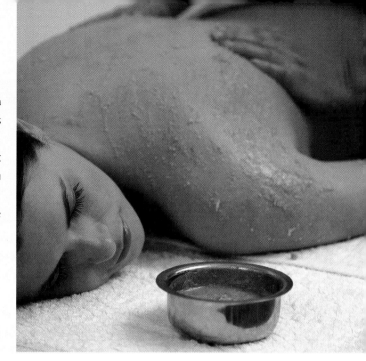

Vishesh

Ce massage sied particulièrement bien aux types kapha. Il consiste en mouvements fermes et en des serrements. Ce sont généralement les gens au physique imposant et puissant qui le préfèrent, ceux qui apprécient un massage comprenant une bonne pression. Il est conçu pour déloger les toxines profondément enracinées dans l'organisme.

Pinda abhyanga

Il s'agit d'un massage nourrissant qui exige trois personnes au lieu des deux habituelles, car l'une des trois s'occupe de faire bouillir les bols alimentaires — des sacs en mousseline remplis de riz cuit dans du lait aux herbes — avec lesquels on vous masse. On ne s'y trompe pas à l'odeur : c'est un peu comme se faire masser avec du pudding au riz. Ce massage donne à la peau sèche et rugueuse une texture douce et laiteuse avec un reflet satiné. Après le massage, il vous faut une longue douche pour vous débarrasser des résidus amidonnés, mais il reste une sensation de relaxation et de calme profond.

Pizzichilli

En Inde, il était connu comme « le traitement royal », qu'on réservait aux maharajas. Il réchauffe et détend

beaucoup. Il est particulièrement aimé des types vata, pour qui il est très équilibrant et calmant. Les types pitta peuvent le trouver trop chaud. On verse sur vous des litres d'huile chaude tandis que deux thérapeutes massent doucement votre corps. En pénétrant dans votre peau, l'huile relâche les douleurs profondément enfouies et apporte de la flexibilité à vos articulations.

Swedana

C'est la version ayurvédique du bain de vapeur. Il adoucit et dilate les canaux du corps, permettant aux impuretés de sortir des tissus adipeux avant d'être éliminées. Il est particulièrement équilibrant pour les types vata et kapha. En règle générale, on l'administre après un autre massage. On vous laisse vous reposer 10 minutes après le premier massage et on place au-dessus de votre corps une tente spéciale qui laisse dépasser seulement votre tête. On remplit ensuite la tente d'un jet continu de vapeur aux herbes, qui entoure votre corps, pendant que les thérapeutes gardent votre tête et votre visage au frais à l'aide d'applications d'huile de coco et de serviettes imbibées d'eau.

Netra tarpana

C'est un traitement relaxant et calmant pour les yeux. Il est particulièrement bénéfique à ceux qui souffrent des effets des ordinateurs ou de la pollution, ou encore à ceux qui ont les yeux tendus. Les yeux sont des organes pitta, ils sont le siège secondaire du pitta. On ne devrait jamais les laisser devenir chauds. Ce traitement ne rafraîchit pas seulement les yeux, mais aussi le mental. Vous recevez d'abord un massage facial, puis on enroule doucement des serviettes autour de votre visage. On place ensuite des anneaux de pâte autour de vos yeux et on les remplit d'huiles spéciales rafraîchissantes ou de beurre clarifié. On calme et on baigne ainsi vos yeux. On peut craindre d'ouvrir les yeux mais, lorsqu'on le fait, la vision a une lueur dorée. À l'aide d'exercices simples des yeux, on permet au beurre clarifié d'agir. Cela peut sembler un processus étrange, mais il a un effet profondément relaxant et il vous aide certainement à prendre conscience de la tension dans vos yeux.

Kati basti

C'est un massage externe et localisé, qui utilise la chaleur et des huiles aux herbes spéciales sur le bas du dos. Il est tout à fait approprié pour quiconque souffre de douleurs dans le bas du dos. Il relâche la rigidité de la base de la colonne et fortifie les tissus osseux de cette région.

Thérapie marma

Ce traitement très puissant n'est pas très répandu et il ne devrait être administré que par des professionnels compétents. En ayurveda, le point marma est le point de rencontre crucial entre la chair, les veines, les artères, les tendons, les os et les articulations. Les points marma ressemblent un peu aux méridiens de l'acupuncture chinoise. Tandis qu'on stimule doucement les points marma lors des autres massages de l'ayurveda européen, durant la thérapie marma, ils deviennent le centre d'attention. C'est le seul massage de l'ayurveda européen à être administré par un thérapeute et on peut le rendre beaucoup plus efficace en utilisant des huiles spécifiques sur certains points marma. Ce massage est particulièrement efficace pour calmer les déséquilibres vata et les blocages émotionnels.

Garshan

Ce massage a un effet semblable au urdvatana : il améliore la circulation, facilite la perte de poids et diminue la cellulite en nettoyant les impuretés qui peuvent bloquer le système. Les thérapeutes portent des gants de soie brute et donnent un massage vif et stimulant en créant de la friction et de l'électricité statique sur la peau. Vous pouvez aussi acheter les gants afin de vous donner un massage à la maison.

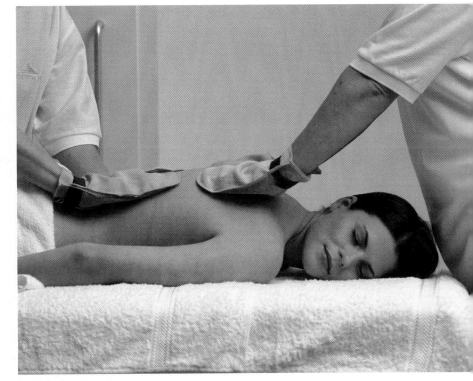

L'automassage

ÉTANT DONNÉ L'ÉTENDUE DES BIENFAITS DU MASSAGE, L'AYURVEDA EUROPÉEN VOUS RECOMMANDE DE VOUS ADMINISTRER UN MASSAGE QUOTIDIEN. LE MOMENT IDÉAL POUR CE FAIRE EST LE MATIN, AVANT LE BAIN OU LA DOUCHE. IL VOUS FAUT À PEINE QUELQUES MINUTES SI VOUS ÊTES PRESSÉ ; TOUTEFOIS, PLUS LONGTEMPS VOUS VOUS MASSEREZ ET QUE VOUS GARDEREZ L'HUILE SUR VOUS AVANT DE VOUS LAVER, MEILLEUR SERA LE MASSAGE. SI VOUS NE SORTEZ PAS, VOUS POUVEZ LAISSER L'HUILE ÊTRE ABSORBÉE PENDANT PLUSIEURS HEURES. CELA EST PARTICULIÈREMENT BON POUR LE CUIR CHEVELU. QUOI QU'IL EN SOIT, IL EST PRÉFÉRABLE DE VOUS ADMINISTRER UN MASSAGE RAPIDE DE DEUX MINUTES LE MATIN PLUTÔT QUE RIEN DU TOUT. EN RAISON DU CALME QUE CELA PROCURE, VOUS POUVEZ AUSSI VOUS MASSER LES PIEDS SI VOUS SOUFFREZ D'INSOMNIE. DANS CE CAS, IL EST PROBABLEMENT PLUS SAGE DE PORTER DE MINCES CHAUSSETTES DE COTON POUR DORMIR, AFIN QUE L'HUILE NE TACHE PAS LES DRAPS.

L'huile de sésame

La meilleure huile pour vous donner un massage est l'huile de sésame. Si vous réagissez mal à cette huile — par exemple, si vous avez des rougeurs —, vous pouvez utiliser de l'huile de tournesol. Les types pitta peuvent trouver qu'elle produit trop de chaleur, surtout l'été ; l'huile de coco est alors plus appropriée.

Selon l'ayurveda européen, l'huile de sésame demeure cependant la plus bienfaisante, car elle calme et nourrit bien le corps. On croit qu'elle purifie le système digestif, qu'elle lubrifie les articulations et les muscles, qu'elle enlève l'ama (les toxines) du système et qu'elle rajeunit les tissus, retardant ainsi les signes de vieillissement et procurant une vieillesse en force et en santé. L'huile lubrifie et adoucit naturellement la peau. Parce que l'huile de sésame renferme des antioxydants, qui combattent les radicaux libres — cause première de tellement de maladies dégénératives —, on estime qu'elle améliore le système immunitaire. L'acte même du massage est très calmant pour le mental et pour les émotions.

On obtient de meilleurs résultats en utilisant une huile pressée à froid et affinée avant usage, ce qui suppose une chaleur de 100 °C (212 °F). Versez deux tasses d'huile dans une casserole et ajoutez une ou deux gouttes d'eau. Chauffez lentement et surveillez l'huile. Celle-ci est inflammable : ne quittez jamais la pièce tandis qu'elle chauffe. Quand l'huile se réchauffe, elle émet un craquement : c'est l'eau qui entre en ébullition. Une fois le craquement terminé, l'huile a atteint la température désirée. Laissez-la refroidir et emmagasinez-la dans une bouteille. L'huile non utilisée à l'intérieur d'un mois doit être de nouveau affinée. Ne la réfrigérez jamais.

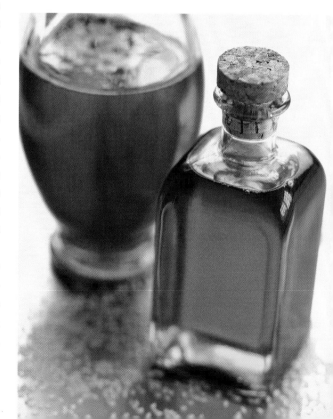

L'application de l'huile

1 Mettez des serviettes sur le plancher d'une chambre bien chauffée dans laquelle vous allez vous donner le massage. Réchauffez ¼ tasse d'huile à une température légèrement au-dessus de celle du corps en la plaçant dans un contenant sur un radiateur. Appliquez l'huile sur tout le corps, y compris le cuir chevelu, les cheveux et la plante des pieds.

2 Commencez à vous masser la tête. Faites des cercles vigoureux, puis, en massant plus doucement, dirigez-vous vers les oreilles et le visage. Massez-vous le cou et allez le plus loin possible à l'arrière. Autour des articulations, faites des mouvements circulaires ; pour les segments linéaires, effectuez des mouvements de balayage.

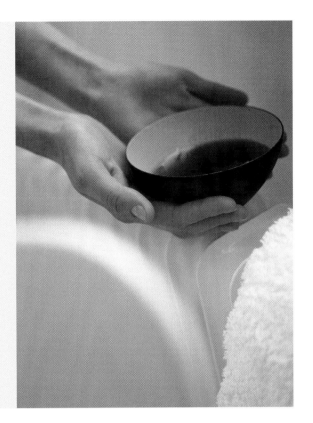

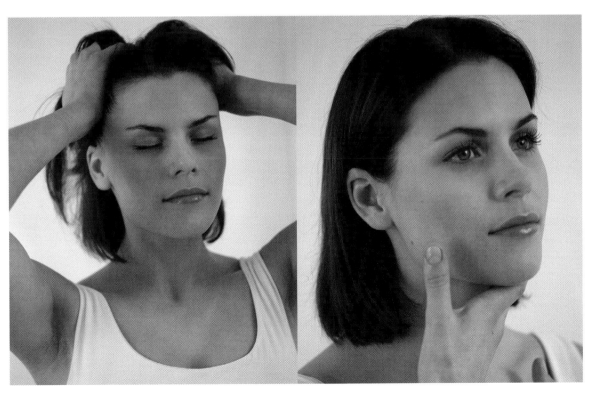

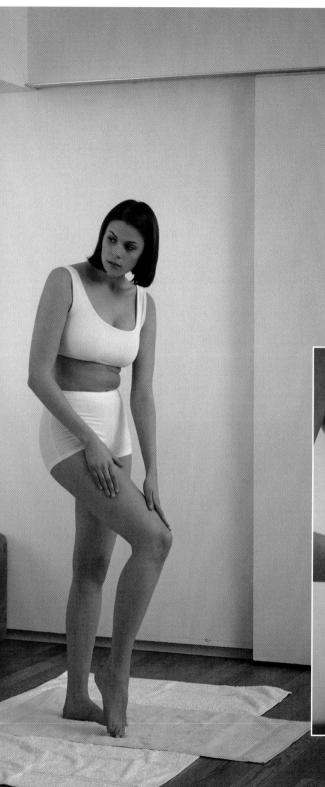

3 Massez ensuite les bras, la poitrine et l'estomac, en faisant des mouvements doux dans le sens des aiguilles d'une montre sur l'abdomen.

4 Massez les jambes vigoureusement avec de longs mouvements de balayage, sauf pour les chevilles, les genoux et les hanches, où vous devriez de nouveau faire des mouvements circulaires.

5 Finalement, massez les pieds, en portant une attention particulière à la plante des pieds.

6 Pendant que l'huile est absorbée, prenez votre petit-déjeuner, faites du yoga ou passez à tout autre élément de votre routine — sauf la méditation ou les techniques de respiration. Prenez toujours votre bain ou votre douche avant la méditation.

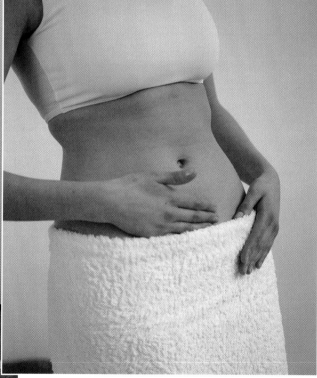

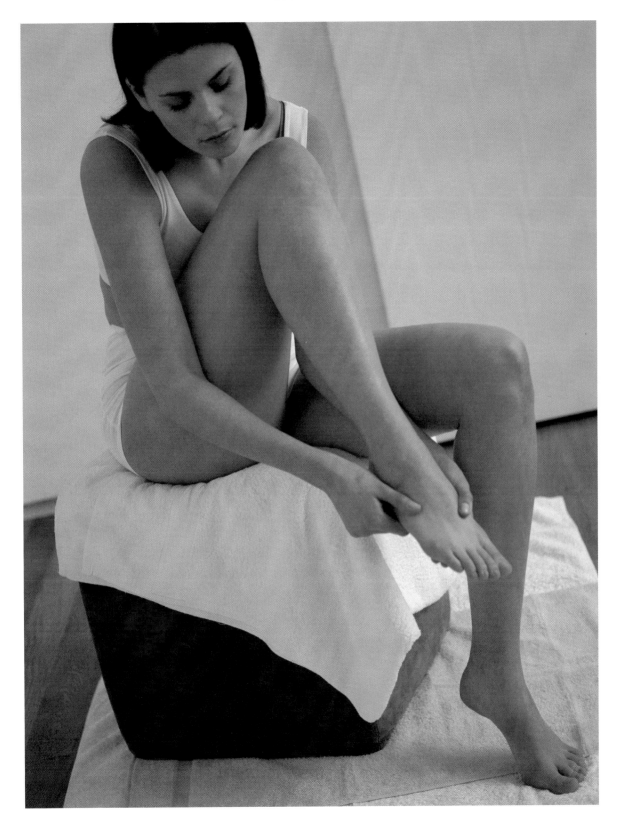

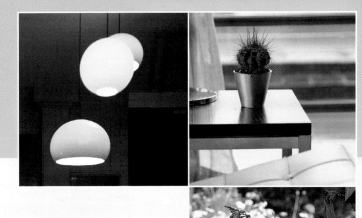

L'ayurveda
dans votre vie

La diète, l'exercice et la méditation sont les outils ayurvédiques de base pour arriver à un état de santé et d'équilibre en nous-mêmes. Les principes ayurvédiques touchent toutes les activités, les situations et les relations dans notre vie. Cela veut dire que nous pouvons alors voir plus loin que notre personne ; un regard ayurvédique crée de l'harmonie dans notre habitat de vie et de travail, avec notre famille, nos amis et nos collègues, ainsi que dans toutes nos activités. Une fois que vous connaissez les conditions, les situations et les activités qui risquent d'aggraver votre dosha particulier ou de vous déséquilibrer, vous pouvez prendre des mesures pour les éviter ou pour contrecarrer leurs effets.

8 Un environnement parfait

Tout le monde connaît cette sensation de se sentir immédiatement chez soi en entrant dans une pièce. L'atmosphère qui y règne semble absolument taillée sur mesure pour vous. Les divers types de doshas vont répondre ainsi à des environnements très différents : il leur faut créer des intérieurs très personnels afin de s'y détendre et de s'y sentir en harmonie. On peut dire la même chose des jardins et des environnements extérieurs : chaque type de dosha se sent chez lui dans un espace différent. On ne saurait exagérer l'importance de créer un environnement juste pour soi-même. Tout le monde a besoin de sentir un moment de plaisir en passant le pas de sa porte. L'ayurveda encourage un habitat propre, en ordre et léger, rehaussé par des couleurs qui équilibrent votre constitution doshique, y compris des sons et des parfums agréables. Si vous partagez votre demeure avec un partenaire, des enfants ou des amis, la coexistence de plusieurs types doshiques différents dans la maison est inévitable. Dans ce cas, il vous faut viser une approche tridoshique favorisant un environnement harmonieux pour tous. Dans les pièces communes, optez pour les couleurs crème et rose pâle — pas de blanc ; vous pouvez alors peindre les chambres et les bureaux dans une couleur appropriée à chacun.

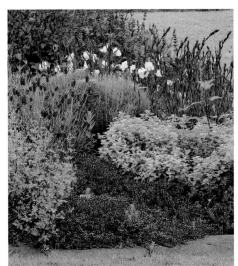

LES GENS DE TYPE VATA

La maison
Des fibres et des tissus naturels, de grandes fenêtres et des formes arrondies
Le jardin
Des fleurs pastel, un jardin simple et naturel (genre cottage)
La carrière
Acteur, danseur, artiste, écrivain, designer

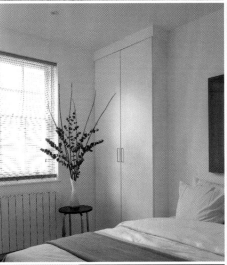

LES GENS DE TYPE PITTA

La maison
Des formes angulaires, un environnement dépouillé, un style formel (géorgien ou moderne)
Le jardin
De l'eau, un jardin à la française, des fleurs aux coloris pâles
La carrière
Gestionnaire, avocat, politicien, chirurgien, chef de cuisine, comédien

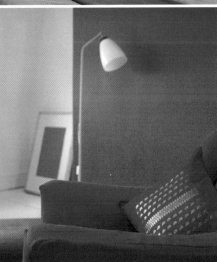

LES GENS DE TYPE KAPHA

La maison
Confortable, douillette, couleurs chaudes
Le jardin
Un coin ensoleillé, des fleurs extravagantes et colorées
La carrière
Infirmier, administrateur, jardinier, conseiller

vata

pitta

kapha

La maison et le jardin vata

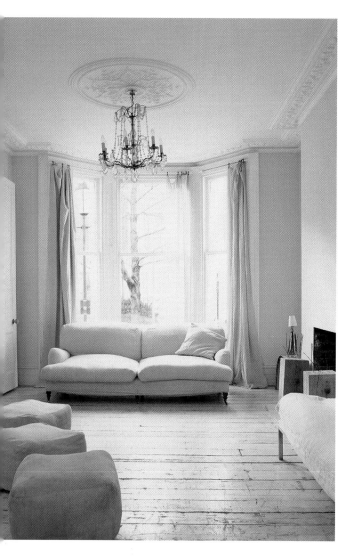

LES TYPES VATA SONT TOUJOURS EN MOUVEMENT, PHYSIQUEMENT ET MENTALEMENT ; COMME ILS DISPOSENT DE RÉSERVES EN ÉNERGIE ASSEZ BASSES, ILS ONT TENDANCE À ÊTRE STRESSÉS ET FATIGUÉS. LEUR MAISON DOIT DONC ÊTRE UN REFUGE DE PAIX ET DE CONFORT, UN ENDROIT POUR DÉCOMPRESSER, RÉCUPÉRER ET SE DÉTENDRE.

Le confort naturel

Le mot clé en ce qui a trait à la résidence d'un type vata est « naturel ». Vous devriez choisir des fibres et des tissus naturels pour votre ameublement ; ainsi, l'idéal pour habiller une fenêtre vata serait des stores en bois, en bambou ou en papier de riz, et des rideaux en coton ou en lin. Les revêtements des meubles, les tapis et les coussins devraient eux aussi être en tissus naturels ; vous pouvez également recouvrir les planchers de bois de tapis en laine, en soie ou en coton. Les couleurs trop vives, fluorescentes ou d'apparence artificielle dérangent les types vata. Vous préférez les couleurs pastel, de même que les coloris comme le bleu et le vert léger. Optez pour un coup d'œil lumineux.

En fait, la lumière est très importante pour les vatas. Vous aimez les grandes fenêtres de même que les chambres spacieuses et une sensation d'ouverture chez vous. Bien que vous preniez plaisir dans les objets, les tableaux et les éléments décoratifs de qualité — vous allez mettre beaucoup d'attention pour les choisir —, vous ne devriez pas en posséder trop. L'encombrement dérange les vatas.

Vous aimez une chambre qui procure un sentiment d'espace, mais elle devrait être chaude, confortable et, surtout, exempte de courants d'air. Vous ne pouvez pas vous détendre dans une maison froide et remplie de courants d'air, non plus que dans une maison qui comporte trop d'angles et de coins aigus. Les vatas adorent les arcs entre les pièces. Ils aiment aussi arranger les meubles d'une manière agréable et légèrement baroque. Choisissez des meubles aux formes douces et rondes : des tables rondes, des sofas avec des accoudoirs ronds, des miroirs ovales ou ronds.

Votre style préféré est celui du **petit jardin** genre **cottage**,

rempli de fleurs à l'ancienne au **parfum suave**.

Les types vata aiment avoir des plantes et des fleurs dans la maison, surtout celles aux couleurs et aux formes délicates, comme les roses et les pois de senteur. Le silence et les sons doux vous calment : musique classique ou son occasionnel d'un carillon en bois.

Le jardin vata

Votre environnement extérieur ressemble à votre intérieur : un refuge de chaleur et de sécurité. Un jardin muré pour vous protéger du vent et des courants d'air, avec un coin ensoleillé pour vous prélasser, serait parfait. Votre style favori est celui du petit jardin naturel, plein de passages, de plates-bandes de formes irrégulières et de fleurs à l'ancienne au parfum suave, tels les roses, les pois de senteur, les lys, les roses trémières, la lavande, les œillets, le muguet, les jacinthes et les delphiniums.

Les types vata aiment également le son de la nature, spécialement le bruissement des feuilles sous la brise. Une pagode ou quelque autre structure permettant de s'asseoir constitue un élément idéal pour le jardin d'un vata ; vous pouvez y aménager tout autour des plantes grimpantes à larges feuilles non seulement pour procurer

un abri, mais aussi pour entendre un son naturel et agréable. Si vous disposez de beaucoup d'espace pour jardiner, alors votre *nec plus ultra* en matière de jardin serait un labyrinthe rempli de coins secrets, de formes irrégulières et de trésors à découvrir : une statue ici, une fontaine là. Les chemins devraient toujours serpenter doucement, sans angle aigu et, si possible, ils devraient être gazonnés. Les types vata devraient avoir du gazon dans leur jardin, car ils sont aériens et ils ont besoin de se relier à la terre : marcher pieds nus sur la pelouse est l'une des meilleures façons d'y arriver.

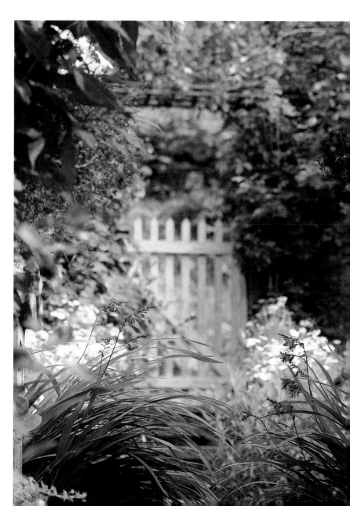

LES TYPES VATA CHOISISSENT. . .

- Des formes arrondies
- Des environnements confortables et exempts de courants d'air
- Des couleurs pastel, des coloris comme le bleu et le vert léger
- Des fibres et des tissus naturels
- Des fleurs au parfum suave

La maison et le jardin pitta

La personnalité passionnée du type pitta a besoin d'une demeure qui va le rafraîchir et le calmer : il sera alors d'humeur plus sereine. Vous aimez l'ordre, tant dans votre demeure que dans votre jardin ; vous avez tendance à opter pour la somptuosité des salles de conseil ou pour le chic minimaliste.

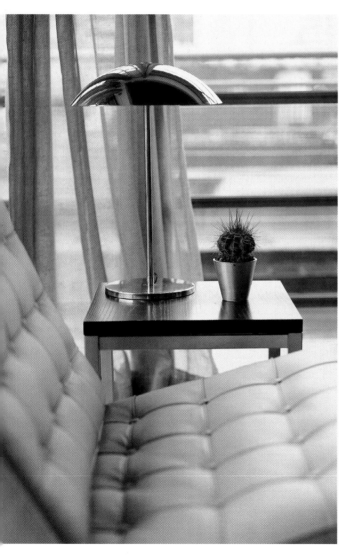

La précision pitta

Les types pitta détestent l'encombrement. Ils s'efforcent de créer l'ordre et des lignes droites : les tableaux doivent être bien alignés, les tapis bien droits et bien à plat, les meubles placés selon des angles conformes. Les types pitta affectionnent les angles et les meubles carrés, par exemple les tables de salle à manger et les chaises. Vous aimez un look bien astiqué et un peu guindé ; la beauté symétrique de l'ameublement et de l'architecture géorgiens répond à vos exigences. Pour la même raison, vous adorez les lambris d'appui qui divisent un mur en parties bien définies, surtout si l'une de ces parties est recouverte d'élégant papier mural en bandes étroites. Vous êtes particulièrement friand de grands bureaux, surtout ceux au dessus en cuir, symbole de qualité et d'autorité.

Si vous n'êtes pas traditionaliste, vous êtes probablement un moderniste absolu : tout est alors dépouillé selon le minimalisme le plus pur. Vous affectionnez alors les meubles en chrome et en cuir — vous adorez le cuir non seulement pour sa qualité, mais aussi pour son odeur —, les tables basses angulaires et quelques objets modernes bien choisis. C'est bien assez.

Peu importe lequel de ces deux extrêmes vous choisissez, il est vital de porter attention aux couleurs pour éviter que la précision pitta ne devienne écrasante. Tempérez votre environnement avec des bleus et des lilas calmants : cela créera un environnement rafraîchissant et paisible. Vous êtes très friand de photographies et les plus équilibrantes pour votre dosha sont les paysages, en particulier les paysages marins et les chutes d'eau ; l'eau sous toutes ses formes est très calmante. Le mieux est encore une grande fenêtre avec une vue directement sur l'eau !

Un jardin à la française

L'eau est l'élément le plus important dans le jardin des types pitta : un étang, une fontaine, une pataugeuse, une cascade, une piscine. En tenant compte de la grandeur du jardin, plus vous y mettez d'eau, mieux cela sera. Les types pitta trouvent très relaxant de s'asseoir et de regarder l'eau. Placez un siège et un endroit gazonné tout près, où vous pourrez passer des moments de réflexion tranquille. Par-dessus tout, assurez-vous d'être assis à l'ombre : vous asseoir au soleil détruirait l'effet calmant et équilibrant de l'eau. Si vous avez de la place pour un étang, des plantes aquatiques pourront augmenter l'effet rafraîchissant. Essayez le lys calla (*Calla palustris*) d'un blanc pur, les iris des marais bleus, les nénuphars et autres herbes aquatiques imposantes.

Il est très probable que vous préférerez un jardin à la française, où les fleurs sont en rangées et dans des plates-bandes bien définies. Adoucissez cette tendance en optant pour les coloris suivants : bleu et lavande pâle, ou crème. Choisissez des parfums doux et, de préférence, rafraîchissants grâce à des plantes comme la lavande, le nicotiana (la plante à tabac), les conifères et autres herbes — menthe, sauge, thym — dans un jardin méticuleusement planifié.

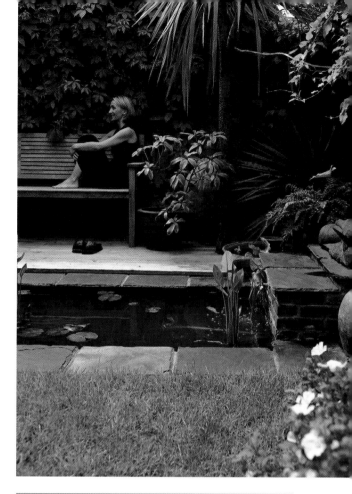

LES TYPES PITTA CHOISISSENT. . .

- Des lignes droites et des formes angulaires
- Des couleurs rafraîchissantes
- Un look formel et bien soigné
- Des jardins avec de l'eau

En tenant compte de la **grandeur** de votre **jardin**, **plus vous y mettez d'eau**, mieux cela sera.

La maison et le jardin kapha

LES TYPES KAPHA ADORENT LE CONFORT ET, DE TOUS LES DOSHAS, ILS SONT LES PLUS SUSCEPTIBLES DE S'OFFRIR UNE DEMEURE DOUILLETTE. TROP DE CONFORT ÉTOUFFERAIT TOUTEFOIS LA STIMULATION DONT VOUS AVEZ BESOIN. POUR VIVRE DANS UN ENVIRONNEMENT PARFAIT, PENSEZ DE MANIÈRE AUDACIEUSE ET LUMINEUSE.

Le kapha douillet

Les types kapha sont continuellement à la recherche du confort. Votre salon sera toujours rempli de gros sofas confortables recouverts de coussins moelleux. Vous aurez un appuie-pieds ou un fauteuil qui vous procure un massage tandis que vous regardez la télévision, et, à portée de la main, une grande table pour la nourriture, la boisson et l'indispensable commande à distance !

Les types kapha adorent la sécurité et, en plus de posséder des meubles format géant et confortables, ils ont aussi tendance à accumuler les souvenirs ou une petite collection d'objets évocateurs, qu'il s'agisse de pierres ramassées sur la plage ou de la belle porcelaine. Ces collections peuvent avoir l'air splendides si vous savez vous restreindre. Vous vous sentez passablement malheureux sans elles, mais ne les laissez pas occuper toute la place ; il est parfois bon de voir le dessus de la table !

Le grand danger concernant la demeure d'un type kapha, c'est qu'elle devienne trop douillette et que vous n'y apportiez jamais de changement ou d'ajout. Il en résulte un début d'ennui et d'apathie : votre demeure n'est alors plus l'environnement stimulant

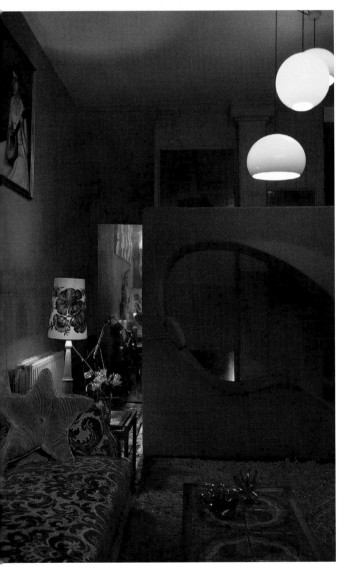

LES TYPES KAPHA CHOISISSENT...

- Des meubles gros et confortables
- Des lumières vives et même des lumières mobiles
- Beaucoup de souvenirs et de bibelots
- Des couleurs audacieuses et des tons pleins de vie
- Un coin ensoleillé dans le jardin

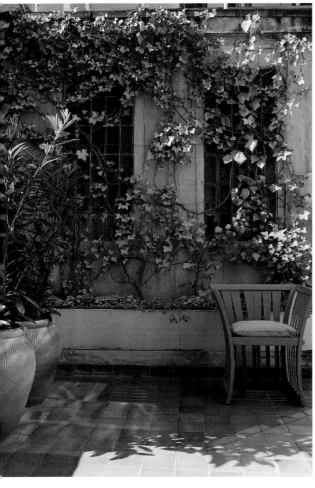

Les types kapha ont besoin de couleurs **audacieuses** et **éclatantes** ; vous êtes le seul des trois types de doshas à pouvoir vivre avec des **rouges**, des **orange** et des tons forts et pleins de vie.

kapha et il adore les arbres de Noël scintillants ! Le reste de l'année, optez pour des lumières très vives : plus elles brillent, mieux cela vaudra.

Les couleurs en folie

Les jardins kapha devraient déborder de couleurs. Oubliez les bleus rafraîchissants du pitta et les beaux petits pastels du vata : il vous faut une véritable profusion de couleurs. Cultivez de profondes plates-bandes remplies de toutes les fleurs les plus grandes et les plus extravagantes auxquelles vous puissiez penser, dans les tons de jaune, de rouge et d'orange les plus vifs. Parmi les plantes idéales, on compte les pivoines d'un rouge profond, les soucis, les tulipes, les tournesols, les géraniums, les impatiens, les roses trémières, les coquelicots, les asters, les chrysanthèmes et les lis tigrés. Les formes et l'architecture aussi peuvent être audacieuses, avec des herbes en brosse et des palmiers. Recouvrez les sentiers de gravier, qui crisse sous les pieds, et installez une serre, dont vous pourrez apprécier la chaleur humide. Idéalement votre jardin devrait être un coin ensoleillé, pourvu d'un mur de briques rouges qu'on pourrait recouvrir de chèvrefeuilles et de clématites aux grandes fleurs : un endroit idéal pour se prélasser à la chaleur.

dont vous avez besoin. L'une des manières de réaliser l'intérieur qui vous sied le mieux consiste à utiliser les couleurs à profusion. Les types kapha ont besoin de couleurs audacieuses et éclatantes ; vous êtes le seul des trois types de doshas à pouvoir vivre avec des rouges, des orange et des tons forts et pleins de vie. Essayez des touches vives sur les coussins, les tapis, les rideaux et les photos ; vous pouvez même peindre une pièce entière d'une couleur vive.

Les petites pièces ne gênent pas les types kapha, car elles ajoutent à leur sentiment de sécurité. Cependant, vous avez besoin de lumière ; au contraire des types vata et pitta, cette lumière peut tout aussi bien être d'origine artificielle. Plus particulièrement, le stimulus d'une lumière dynamique est bénéfique ; une lampe à lave constitue un présent idéal pour un type

Le travail

LE MÉTIER QUE VOUS PRATIQUEZ ET L'ENDROIT OÙ VOUS LE FAITES PEUVENT ÊTRE SOURCE D'IRRITATION OU D'ACCALMIE POUR VOTRE DOSHA PRINCIPAL OU POUR VOTRE DÉSÉQUILIBRE. CHAQUE TYPE SE SENT ATTIRÉ PAR DES ACTIVITÉS QUI TENDENT À AUGMENTER LEUR DOSHA DOMINANT. AINSI, LES TYPES PITTA ADORENT LA NOURRITURE ET C'EST LE DOSHA LE PLUS COURANT CHEZ LES CHEFS DE CUISINE. PAR AILLEURS, LA CHALEUR DE LA CUISINE LES ENFLAMME, CE QUI PRODUIT CES CARICATURES QUE SONT LES PRIMA DONNA DU FOURNEAU.

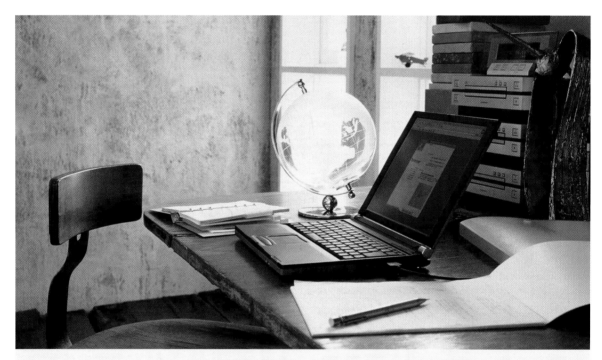

TÉMOIGNAGE

Calmer un déséquilibre pitta

La mer possède un pouvoir calmant unique sur les types pitta. Un homme d'affaires très prospère, à la fin de la quarantaine, visiteur assidu au club de santé ayurvédique européen, était de type pitta. Parce qu'il était soumis à un stress considérable, résultat d'une pression et d'exigences constantes, il approchait souvent de son point d'ébullition. Quand les choses se sont vraiment gâtées, on lui a conseillé de sortir de la ville et de se rendre à l'endroit le plus rapproché sur la côte. Il y a passé deux ou trois heures à marcher le long de la mer, jusqu'à ce qu'il se sente rafraîchi et calmé, à nouveau capable de considérer les choses dans leur juste perspective. Lors de ses visites ultérieures au club de santé, il confirma non seulement que la technique avait fonctionné, mais qu'elle lui avait probablement sauvé la raison.

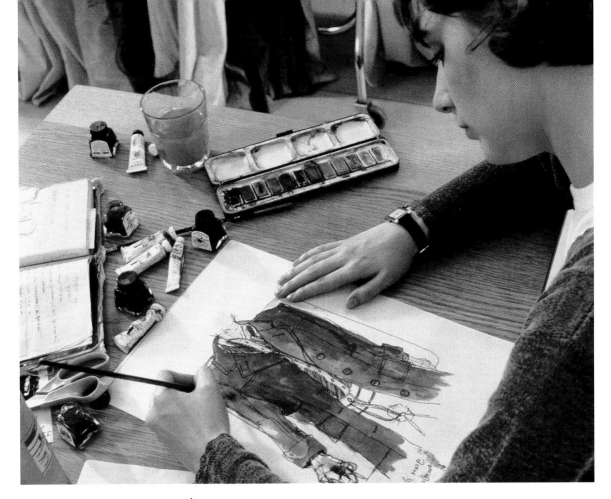

Les types vata au travail

Les types vata disposent d'un enthousiasme, d'une créativité et de talents artistiques considérables. Vous êtes appelé à le vivre à travers l'art ; de nombreux danseurs, acteurs, artistes, écrivains et designers ont une forte prédominance vata. Il vous est vital d'exprimer votre créativité. Si ce n'est pas possible au travail, il vous faut trouver un autre exutoire : par exemple, une activité qui vous relie à la terre. Vous devriez aussi prendre garde de ne pas vous épuiser nerveusement. Essayez de vous ménager, de manière que votre enthousiasme initial pour un projet ne brûle pas toutes vos réserves d'énergie et que vous puissiez arriver à sa conclusion.

Parce que vous avez tellement d'imagination, les idées tendent à vous venir en abondance et rapidement ; mais cela signifie que vous êtes susceptible de changer d'avis souvent. Vous devriez aborder une chose à la fois : pensez-y bien et maintenez votre décision. Chaque fois que c'est possible, déléguez à ceux qui savent mieux y faire face les tâches répétitives et routinières, ainsi que les aspects pratiques. Par-dessus tout, prenez des mesures afin d'éviter ou de réduire le stress ; les types vata souffrent plus que les deux autres doshas du stress et des problèmes qui y sont associés.

Plusieurs environnements de travail tendent à augmenter le vata. Travailler devant un écran d'ordinateur toute la journée (accordez-vous beaucoup de pauses), parler au téléphone, les voyages de toutes sortes (surtout ceux en avion) ainsi que les manufactures et les bureaux dotés de l'air conditionné, tout cela aggrave le vata et vous laisse inquiet ou épuisé.

Les lieux de travail froids et exposés aux courants d'air augmentent aussi le vata. Le fait de travailler trop près d'une porte ou d'une fenêtre ouverte et les niveaux de bruit élevés dérangent également les types vata. Le lieu de travail idéal est spacieux et éclairé à la lumière naturelle ; il est en outre calme, chaud et de couleurs pastel.

Les types pitta au travail

Lorsqu'ils sont équilibrés, les types pitta voient clair et tendent fortement vers un but. Vous admirez l'autorité et adorez l'ordre ; au travail, vous êtes souvent des chefs naturels. Vous jouissez d'une superbe confiance et d'une excellente mémoire, et vous appréciez les défis : tout cela vous rend précieux au sein d'une entreprise. Vous excellez particulièrement dans la gestion, dans le droit, en politique (où vous avez un fort désir de gagner !) et dans le domaine de la finance. Grâce à votre précision et à votre pouvoir d'attention, vous feriez aussi un bon chirurgien. Votre amour de la nourriture vous donnera aussi souvent l'envie de cuisiner pour gagner votre vie. Enfin, avec votre humour tranchant et votre sens du rythme, vous feriez un bon monologuiste.

Cependant, quand vous êtes déséquilibré, vous pouvez devenir agressif et difficile avec vos collègues. Vous pouvez être enclin aux conflits et souvent blâmer les autres lorsque vous faites face à un problème. Vous n'acceptez pas très bien la critique — vous avez en fait tendance à y réagir avec hostilité. Bien que votre mental résolu vous porte à défendre avec opiniâtreté des opinions bien tranchées, vous devriez essayer d'écouter avec plus de calme les points de vue des autres.

Vous ne vous défilez jamais devant un défi — et vous l'affrontez habituellement très bien — mais essayez de mettre les choses en perspective et ne vous laissez pas trop aller à la compétition, car cela augmenterait votre pitta et vous pourriez alors vous retrouver en conflit avec les autres. Vous adorez le défi des affaires et vous êtes le plus susceptible des trois types de doshas à devenir un bourreau de travail. Il est vital que vous équilibriez votre détermination et votre dynamisme prodigieux avec des activités et un environnement calmants.

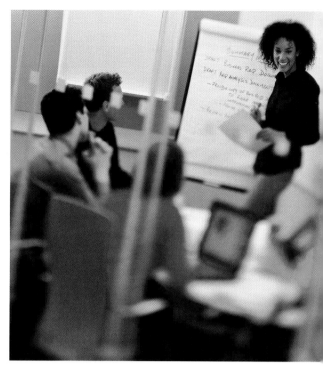

L'usage immodéré de l'ordinateur, avec la concentration inévitable que cela demande, exaspère énormément le pitta. Offrez-vous des pauses régulières et, si vous êtes assis au bureau la majeure partie de la journée, faites diffuser une huile aromatique, telle la lavande. Tâchez de vous asseoir près d'une fenêtre pouvant s'ouvrir en cas de chaleur et ayez un ventilateur sur votre bureau pour vous garder au frais. Un lieu de travail surchauffé va enflammer un pitta. Il est vital que vous preniez un bon repas du midi tous les jours, car la faim aggrave toujours dangereusement le pitta. Vous devriez différer les décisions importantes et les réunions décisives après votre repas du midi. Comme vous êtes un perfectionniste, vous travaillez mieux dans un environnement relaxant qui vous empêche de trop vous pousser à fond. Le travail au sein d'un petit groupe d'amis qui vous connaissent assez pour vous éviter, quand vous êtes au summum de votre pitta, représenterait la situation la plus salutaire pour vous.

Les types kapha au travail

Les types kapha sont calmes, stables et très patients. Ils sont forts et ont un désir inné d'aider les autres. Vous faites un infirmier ou un conseiller formidable ; vous excellez dans un travail qui vous permet de prodiguer des soins aux autres. Vous disposez aussi de grandes réserves de force physique, d'endurance et d'énergie, et vous êtes le plus susceptible des trois doshas d'exécuter des tâches exigeantes et du travail manuel (votre affinité naturelle avec la terre fait de vous un bon constructeur ou un bon fermier). Doté d'une excellente mémoire, de talents de planificateur et de la capacité de mener un projet à terme, vous faites un bon administrateur et un bon planificateur. Vous êtes également le conducteur le plus sûr (voir p. 152-153), le meilleur opérateur de machinerie et le moins susceptible d'être victime d'accident avec des véhicules et de l'équipement mécanique.

D'une nature prudente, les types kapha n'ont pas tendance à faire de vagues et ils s'intègrent bien dans une grande entreprise, où, en raison de leur gentillesse et de leur considération envers les autres, ils se font beaucoup d'amis. Vous appréciez le sentiment de sécurité que cela vous procure — au contraire des autres types de doshas, il vous est difficile de partir et de changer de travail ou de carrière —, mais vous devriez veiller à ne pas trop vous enfoncer dans vos sillons. Vous avez tendance à résister aux changements de toutes sortes, car vous êtes toujours prêt à maintenir le *statu quo*. Le manque de croissance et de stimuli aboutit cependant à un excès de kapha et cela vous ralentit : vous goûtez alors à la léthargie et à l'ennui. Poussé à l'extrême, le kapha excessif vous amène à vivre avec la tête dans le sable : vous croyez qu'en faisant abstraction du défi, vous le ferez disparaître.

En fait, les types kapha ont besoin de la stimulation du défi au travail, tant physiquement que mentalement. Bien que vous y soyez réticent, parce que vous détestez vous éloigner de la maison et de la famille, les voyages peuvent être un aspect bénéfique de votre travail. La routine et la monotonie ne vous gênent pas mais, si vous ne trouvez aucune stimulation au travail,

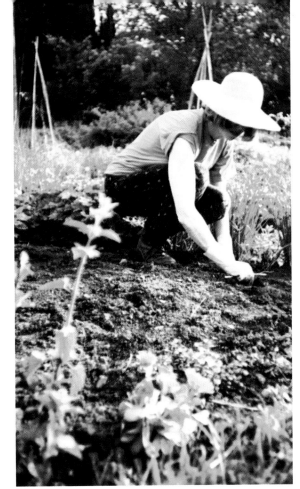

il est vital que vous en trouviez ailleurs : devenez donc champion d'échecs durant vos loisirs !

Comme les types vata, les types kapha ont besoin de chaleur et d'un environnement sec s'ils travaillent à l'intérieur, bien qu'ils soient aussi faits sur mesure pour travailler à l'extérieur. Si vous n'exercez pas un travail qui requiert de l'activité physique, il est important que vous fassiez de l'exercice très régulièrement, tous les jours si possible, sinon vous allez commencer à vous sentir léthargique et vous vous ennuierez. Lancez-vous des défis et ne vous défilez pas ; ne vous effacez pas devant la perspective d'une promotion, soyez audacieux !

Les types kapha ont de grandes réserves de **force physique**, d'endurance et d'énergie.

Les vacances et les voyages

NULLE PART LES DIFFÉRENCES FONDAMENTALES ENTRE LES DIVERS TYPES DE DOSHAS SONT AUSSI ÉVIDENTES QU'EN VACANCES.

Les types vata aiment le soleil et la chaleur et, malgré leur tendance à rechercher le mouvement et le changement incessants, ils seraient mieux de demeurer dans un endroit beau et relaxant, et de s'imprégner seulement de son atmosphère. Les vacances dans des contrées froides, surtout en haute altitude, ne sont pas bonnes pour les types vata ; il faut vous relier à la terre le plus possible. Étant moi-même dotée d'une prakriti à prédominance vata, je sais que l'endroit où je me suis sentie immédiatement relaxée au plus haut point était situé sur les rives de la mer Morte, en Jordanie, soit le point le plus bas sur terre ; bien sûr, cet endroit jouit d'un climat très chaud et sec.

Les types kapha voudraient peut-être bien rejoindre les gens de type vata et s'étendre au soleil toute la journée mais, en fait, ils seraient mieux d'opter pour des vacances plus stimulantes fondées sur l'activité. Il leur faut le soleil et un climat sec : l'humidité les exaspère. De leur côté, les types pitta sont de grands skieurs, de grands surfeurs et des adeptes du deltaplane. Il leur faut un climat rafraîchissant et un défi ; ils devraient éviter les climats chauds à tout prix.

Les doshas en voiture

Les trois doshas ont des caractéristiques très claires en matière de conduite automobile. Si j'avais besoin d'un chauffeur, je choisirais sans hésiter un kapha. Les types kapha sont lents mais sûrs. Ils s'en tiennent aux limites

ROUTINE DE VOL

Toutes les formes de voyages augmentent le vata, peu importe votre dosha dominant. C'est l'avion qui l'aggrave le plus. Les longs courriers sont particulièrement éprouvants, quel que soit votre prakriti, car changer de fuseau horaire n'est pas du tout naturel. On peut réduire l'effet du décalage horaire et s'y adapter plus rapidement en suivant la routine suivante :

- Le matin du départ, donnez-vous un automassage, exécutez l'enchaînement du Salut au soleil, suivi d'un bain chaud (ajouter 5 à 10 gouttes d'huile essentielle de lavande). Frottez une goutte d'huile de sésame à l'intérieur de chaque narine (et répétez cette opération durant la journée si nécessaire, en utilisant de l'huile d'amande si votre peau est sensible).
- Durant le vol, demeurez tranquille et évitez les conversations. Méditez durant le décollage et

l'atterrissage. Évitez l'alcool, le café, les boissons gazeuses, les boissons, les aliments froids, et les aliments qui donnent des gaz (chou, haricots, lentilles, etc.) ; choisissez plutôt des aliments chauds et facilement digestibles. Écoutez de la musique calme et bienfaisante en gardant les yeux fermés. Résistez à la tentation de travailler durant le voyage, car cela vous amènerait un déséquilibre vata ou pitta, avec pour résultat que vous vous sentiriez fatigué et agité.

- Le soir de votre arrivée, allez marcher quelques minutes, de préférence dans un environnement naturel, puis remplissez votre chambre d'huile essentielle de lavande, donnez-vous un automassage à l'huile (portez une attention particulière à vos oreilles), faites votre yoga, vos exercices de respiration et votre méditation, prenez votre boisson au lait du soir (voir p. 62) et couchez-vous tôt.

de vitesse et ne se sentent jamais poussés à conduire plus vite que nécessaire. Si vous êtes kapha, vous pouvez rendre furieux les autres conducteurs lorsque vous prenez le temps de bien regarder aux intersections et aux jonctions, mais vous êtes celui des trois types de doshas qui court le moins de risques d'être victime d'un accident. Comme vous préférez toujours le confort à la performance, vous allez naturellement opter pour une grosse voiture comportant des sièges bien rembourrés et de nombreux éléments de sécurité supplémentaires : pensez à une Volvo. Vous êtes sans contredit le meilleur chauffeur professionnel et la conduite vous est agréable et stimulante. La musique et des huiles énergisantes peuvent rendre vos déplacements en voiture encore plus agréables.

La nature compétitive du pitta peut rendre leur conduite automobile rapide et agressive ; la rage au volant est un parfait déséquilibre pitta. Vous aimez les voitures coûteuses haut de gamme, tant pour leur vitesse que pour leur statut. Vous pouvez faire un conducteur très habile, mais vous êtes aussi celui des trois types de doshas qui risque le plus de provoquer un accident, à cause de votre vitesse et de votre impatience. Vous êtes aussi le pire passager, le summum du conducteur d'estrade, toujours mieux que les autres et très critique de leur conduite. Par ailleurs, vous êtes un excellent navigateur, car vous vous délectez dans les détails et la précision. Que vous voyagiez en tant que conducteur ou passager, il vous sera bénéfique de garder la voiture fraîche, en ouvrant les fenêtres ou, par temps froid, en laissant diffuser des huiles essentielles rafraîchissantes, comme le bois de santal ou la lavande. Faites jouer de la musique calme, jamais du rock criard, qui stimulerait votre pitta. Laissez-vous toujours assez de temps pour un déplacement ; être en retard exacerbe les types pitta et les incite à conduire de manière encore plus imprudente.

Les types vata trouvent la conduite automobile épuisante. Ajoutez à cela un manque de concentration, un sens de l'orientation lamentable, de l'indécision et un mauvais sens des dimensions spatiales et vous obtenez la recette pour des petits désastres. Les types vata ne tendent pas à avoir de gros accidents, mais il leur arrive de nombreux petits accrochages en se garant ou en sortant de leur voiture (comme ouvrir la portière sans regarder). La meilleure manière de conduire est pour eux de demeurer silencieux ou d'écouter une musique bienfaisante et relaxante, et de laisser diffuser dans la voiture le parfum d'une huile essentielle calmante pour le vata. Le meilleur conseil que l'on puisse leur donner est le suivant : conduisez le moins souvent possible et ne parlez jamais en conduisant.

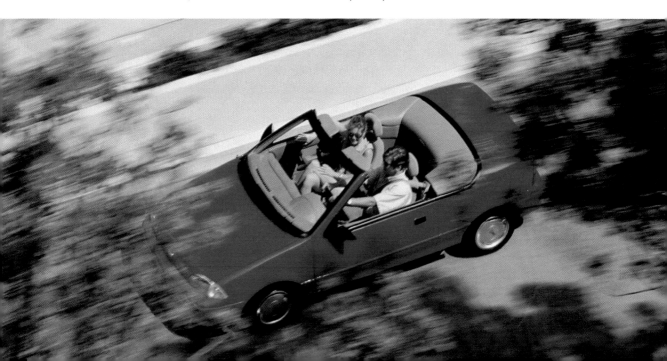

Les journées parfaites

Selon l'ayurveda européen, les émotions constituent un facteur essentiel au bien-être. La plupart des gens les entrevoient d'un point de vue négatif mais, tout comme les émotions négatives peuvent déclencher des maladies, les émotions positives peuvent être bénéfiques à votre santé. Ainsi, on devrait reconnaître comme but valable en soi le fait de se sentir heureux, satisfait et profondément uni avec le monde. En gardant cela à l'esprit, nous avons créé un plan type pour trois journées parfaites, une pour chaque dosha.

LA JOURNÉE PARFAITE DU VATA

- Étant donné que vous avez tendance à être toujours occupé et en mouvement, votre journée parfaite devrait être à l'opposé : un moment afin de vous détendre, de vous ventiler et d'être en paix. Vous pourriez passer la journée entière seul ou, si vous préférez, passer un peu de temps avec d'autres personnes dans une activité tranquille et concentrée. Toutefois, tenez-vous loin des foules et des endroits achalandés et, si vous devez vous rendre quelque part en voiture, demandez à quelqu'un de vous y conduire.

- Suivez votre routine quotidienne de base (voir p. 108-111), mais allongez les activités du matin pour vous offrir un massage ou pour aller à un cours de yoga ou de méditation. Une journée au club de santé constitue souvent une journée parfaite pour un vata, à condition de vous choyer plutôt que de vous éparpiller en activités épuisantes. Comme autre solution, s'il fait chaud, allez marcher dans la nature ou au bord de la mer, là où c'est beau et tranquille. Offrez-vous votre repas du midi favori en compagnie d'un partenaire ou d'un cercle d'amis, mais évitez les restaurants bruyants.

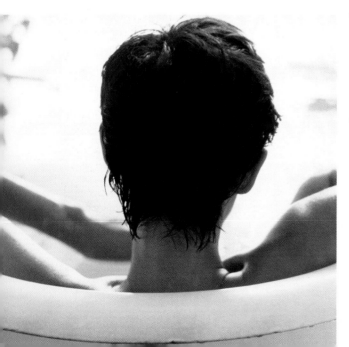

- Les types vata ont de fortes propensions artistiques. Les activités artistiques vous calment et vous donnent confiance. Vous pourriez passer l'après-midi à peindre ou à dessiner, à lire ou à écrire, ou aller voir un film inspiré (mais rien de violent ou de terrifiant !).

- La soirée parfaite du vata est tranquille, calme et relaxante. S'asseoir dans un jardin par une chaude soirée d'été, bavarder avec un ami en sirotant un verre de vin rouge (très calmant pour les types vata) est idéal. Avant d'aller au lit (allez-y de préférence tôt, pour bénéficier d'une bonne nuit de sommeil), exécutez lentement un ensemble de postures de yoga et emplissez votre chambre du parfum d'huile essentielle de lavande.

LA JOURNÉE PARFAITE DU PITTA

- La journée parfaite du pitta est chargée : elle comporte beaucoup d'activités physiques et sociales. Suivez votre routine quotidienne de base (voir p. 112-115), mais faites de cette journée une journée plein air le plus possible. S'il fait chaud, ne vous asseyez pas au soleil, mais optez pour des environnements qui vous donnent tout de même la chance de voir beaucoup d'action. Passer le matin à nager, à faire de la voile ou tout autre sport aquatique est idéal, tout comme le ski, le parapente ou le deltaplane (la neige et l'air sont tous deux rafraîchissants). Vous appréciez les défis — même un peu le danger — et ces sports répondent à ce besoin. Si vous vous sentez moins d'énergie, allez jouer au golf, faites du tir à l'arc ou au pigeon d'argile, ou faites une bonne marche dans un environnement naturel, de préférence près de l'eau. Peu importe votre choix, rappelez-vous que l'idée est d'avoir du plaisir ; laissez votre humeur compétitive à la maison et amusez-vous !

- Prenez le repas du midi en compagnie d'amis, si possible dehors. Mais ne vous asseyez pas au soleil ; trouvez un coin ombragé, si possible avec des feuilles. Évitez l'alcool et les aliments acides. Optez plutôt pour le lait de coco et du jus de fruits. Offrez-vous des aliments sucrés et rafraîchissants en abondance. L'humour est un grand remontant pour les types pitta ; au cours de l'après-midi, allez voir un film drôle, assistez à un spectacle comique, ou lisez un livre humoristique. Une autre solution est de visiter une galerie d'art, surtout si elle met en vedette des tableaux ou des photographies comportant des scènes d'une beauté naturelle. Finalement, vous pourriez tout simplement faire des courses. Les types pitta adorent magasiner ; les vêtements de bonne qualité charment leur côté matériel et avoir belle apparence est important pour eux.

- La soirée est en définitive un moment de réjouissance. Les rencontres sociales de tous genres, avec des gens enjoués et des conversations stimulantes, sont idéales pour vous ; mais tâchez de vous détendre et ne soyez pas trop sérieux. À la toute fin de la soirée, allez marcher lentement, d'autant plus si vous pouvez le faire en compagnie d'un ami ou d'un être cher, afin de vous calmer avant de vous mettre au lit.

Prenez le repas du midi **en compagnie d'amis**, si possible **dehors**.

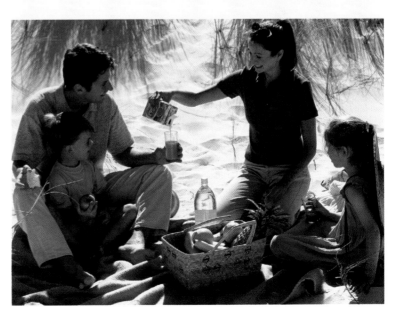

LA JOURNÉE PARFAITE DU KAPHA

• Commencez la journée dans un sursaut d'énergie et continuez sur votre lancée. Suivez votre routine quotidienne de base (voir p. 116-117), mais ajoutez-y des activités physiques supplémentaires. Passez une heure au gymnase et dans un cours d'aérobic, adonnez-vous à une séance d'haltérophilie, faites une longue et vigoureuse marche ou allez en vélo. Assurez-vous de vous livrer à une activité qui stimule et qui mette à l'épreuve votre résistance ; repoussez vos limites. Un sport d'équipe exigeant, comme l'aviron ou le football, serait une bonne option. Après votre séance d'exercices, passez 20 minutes dans le bain de vapeur.

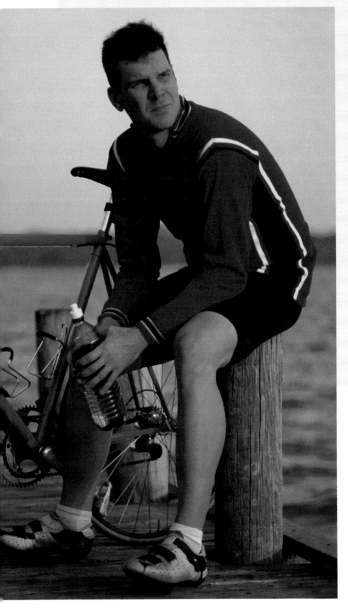

• Prenez le repas du midi avec des amis et choisissez quelque chose de relevé, comme des mets indiens ou mexicains. Faites suivre ce repas d'une marche lente de 10 ou 15 minutes. Le matin, vous avez stimulé le corps ; l'après-midi, c'est au tour du mental. Passez ce temps de la journée à jouer aux échecs, à lire un polar, à jouer à un jeu de questions-réponses ou à regarder un film d'action. Ou encore, passez l'après-midi à nettoyer : jetez tout ce qui se trouve dans le grenier, le garage ou les tiroirs de cuisine et qui ne vous est plus d'aucune utilité. Vous êtes un ramasseur naturel ; vous serez cependant étonné de la fraîcheur mentale ressentie en vous débarrassant de tout cet excédent.

• Passez une soirée animée avec la famille et les êtres qui vous sont chers. Allez danser, faire de la course automobile ou chanter avec un groupe d'amis. Enfin, avant de vous retirer pour la nuit, allez marcher longuement et lentement.

Commencez la journée dans un **sursaut d'énergie** et continuez sur votre lancée.

Bonnes adresses

Centres et thérapeutes spécialisés en soins ayurvédiques

QUÉBEC

info@juliecorbeil.qc.ca
ou tél. : (450) 772-6700

TONIC SALON SPA
3613, boul. Saint-Laurent,
Montréal
H2X 2V5
Téléphone : (514) 499-9494
www.tonicsalonspa.com

CENTRE INTERNATIONAL
L'ART DE VIVRE
13, chemin de l'Infinité
Saint-Mathieu-du-Parc
G0X 1N0
Tél. : (819) 532-3328
artdevivre@artofliving.org

CENTRE CHORÉAS
Anne Marie Léger
1214, rue Van Horne
Outremont
H2V 1K3
Téléphone : (514) 276-6620
www.choreas.qc.ca
amleger@guz.ca

LOTUS PALM SCHOOL
Émily Moody
5870, rue Waverly
Montréal
H2T 2Y3
Téléphone : (514) 270-5713
Télécopieur : (514) 270-8620
emily_moody@hotmail.com

VILLAGE LAC DUMOUCHEL
576, route 315
Chénéville (Québec) J0V 1E0
Téléphone : (866) 428-3799
Télécopieur : (819) 428-4494
www.palmistry.com/village
mail@lacdumouchel.com

COLLÈGE VÉDIQUE MAHARISHI
DE MONTRÉAL
Michèle Beausoleil et Jean Cérigo
5006, Roslyn
Montréal
H3W 2L2
Téléphone : (514) 343-9311
cvm@qc.aira.com

L'ASHRAM DE KRIYA YOGA DE BABAJI
196, rang de la Montagne
Saint-Étienne-de-Bolton
Téléphone : (450) 297-0258
Télécopieur : (450) 297-3957
www.babaji.ca
babaji@generation.net

FRANCE

AYU
14, rue Choron
75009 Paris
Téléphone : 01 44 53 61 13
www.ayu.fr
contact@ayu.fr

CENTRE AAROGYA
Gabrielle Baarsch
3 bis place de la fontaine
01630 St Genis Pouilly
Téléphone : 04 50 20 64 19
www.aarogya.net
info@aarogya.net

CENTRE DE REMISE EN FORME
AYUR-VÉDA MAHARISHI
Dominique Touillet
625, route de l'Epaxe
F-88430 La Houssière
Téléphone : 03 29 50 73 01
Télécopieur : 03 29 50 76 73
crfm@wanadoo.fr

CHRISTIAN PROUST
1, Allée des Vergers
78190 Trappes
Téléphone : 01.30.16.16.88
Télécopieur : 01.30.16.13.89
chproust@wanadoo.fr

CHRISTINE SMAGGHE
6, av. Georges Alquier
Les Salvages
81100 Castres
Téléphone : 05 63 51 60 22
christinesmagghe@hotmail.com

DANIELLE BOOLELL
Coustellet BN 10
84220 Cabrieres D'Avignon
Téléphone : 04 90 76 72 1

GILDAS LE MARTELOT
13, Chemin de Rosnual
56340 CARNAC
Téléphone : 02 97 52 67 67
Télécopieur : 02 97 52 60 28
LemartelotGildas@aol.com

INDIATIME AYURVEDA
21, rue Pierre D'Aragon
31200 Toulouse
Téléphone : 05 61 47 52 77
www.indiatime-ayurveda.com
infos@indiatime-ayurveda.com

MARTINE LEVHA
3, place du Monument
34150 Puchabon
Téléphone : 06 79 26 97 61

PHILIPPE DARGAGNON
21, rue Pierre d'Aragon
31200 Toulouse
Téléphone : 05 61 47 52 77

SOCIÉTÉ DES BAINS DE MER
2, avenue de Monte-Carlo
MC 98000, Principauté de Monaco
Téléphone : 377 92 16 49 46
Télécopieur : 377 92 16 49 49
www.sbm.mc
thermes@sbm.mc

TAPOVAN
9, rue Gutenberg
75015 Paris
Téléphone : 01 45 77 90 59
http://tapovan.com.fr
tapovan@wanadoo.fr

THE SUN CENTER
St-Martin de Boubaux
Téléphone : 04 66 45 59 63
www.thesuncentre.com
retreat@thesuncentre.com

VEDICARE
Claire Lalève
7, Impasse St Pierre
75020 Paris
Téléphone : 01 44 93 91 26
Télécopieur : 01 44 93 06 41
www.ayurvedique.com
claire.laleve@wanadoo.fr

VILLA LIBERTY
744, Chemin du Rialet
84320 Entraigues (Trevouse)
Téléphone : 490.22.24.83
Télécopieur : 490.22.13.78
www.villa-liberty.com
info@villa-liberty.com

VINCENT MARÉCHAL
65 rue du Docteur Rosenfeld
95120 Ermont
Téléphone : 01 30 72 12 47

BELGIQUE

OJAS
Lies Ameeuw
Juul de winde straat 2
8600 Diksmuide
Téléphone : 51 51 07 66
Télécopieur : 51 51 12 41
el-bastione@itinera.be

SUISSE

CENTRE DE SANTÉ AYUR-VÉDA MAHARISHI
Oliver Werner
Pilgerheim
CH -6377 Seelisberg
Téléphone : 041 820 57 50
Télécopieur : 041 820 52 86
www.mav-seelisberg.ch
info@mav-seelisberg.ch

CENTRE KALAGUNA
Jean-Pierre Bigler
19, Rue de Bourg
1003 Lausanne
Téléphone : 021 320 12 74
Télécopieur : 021 320 05 91
jpbigler@kalaguna.ch

ESPACE AYURVEDA INDRA
Joy Schlesser Sreepaul
Rue Ancienne Monneresse 21
1800 Vevey
Téléphone : 021 9221733

KALAGUNA SANTÉ
Jean-Pierre Bigler
Av. De Savoie 14
1800 Vevey
Téléphone : 076 330 97 96
Télécopieur : 021 922 31 39

SPA CENTRE DE BIEN-ÊTRE
LAUSANNE PALACE & SPA
Grand-Chêne 7-9
CH-1002 Lausanne
Téléphone : 021 331 31 61
www.lausanne-palace.com
reservation@lausanne-palace.ch

VIO MALHERBE
11, Rue de Bourg
1003 Lausanne
Téléphone : 021 312 38 01
Télécopieur : 021 320 63 38
www.viomalherbe.ch
viomalherbe@vtx.ch

Index

Remerciements

Nous voudrions remercier Colin Beckley, président d'European Ayurveda Ltd. et pendant longtemps professeur de méditation transcendantale, pour son aide inestimable dans le chapitre sur la méditation. Nous aimerions aussi remercier Carol Willis et Danny Cavanagh pour leur aide concernant les photographies et pour leur soutien indéfectible, ainsi que Colin Larcombe.

CRÉDITS PHOTOGRAPHIQUES

Tous droits pour les photographies réservés © par Collins & Brown, sauf pour les photographies suivantes :

Flowerphotos/Carol Sharp 31 (m).

Getty Images Stone 13 (h), 13 (m), 18, 29, 32, 47, 111 (h), 112, 155.

Getty Images Telegraph 16 (g), 25, 41 (h), 41 (m), 43 (h), 43 (d), 123, 149, 150, 151.

Images Colour Library 10.

Ray Main/Mainstream 27, 139 (g), 141 (m), 141 (b), 142, 145, 146 ; Ray Main/Mainstream/C2 Architects 139 (d), 144 ; Ray Main/Mainstream/Designer Nana Ditzel 147.

PhotoAlto/John Dowland 5 (b), 7, 8, 53, 66, 72, 154.

PhotoDisc 9 (b), 22, 23, 31 (h), 87 (b), 117, 119 (h), 121, 125 (b), 156.

Photonica/Hans Bjurling 21 ; Photonica/Micahel Cardacino 115 ; Photonica/Mikael Dubois 13 (b) ; Photonica/Hiromoto Hirata 148 ; Photonica/Shoichi Itoga 41 (b), 43 (i) ; Photonica/Ilisa Katz 87 (h) ; Photonica/Mia Klein 44, 138 ; Photonica/Neovision 31 (b), 69 ; Photonica/Muneyuki Nishimura 119 (m) ; Photonica/Eric Perry 153 ; Photonica/Erik Rank 26 ; Photonica/Colin Samuels 87 (m) ; Photonica/Masaaki Toyoura 119 (b) ; Photonica/Keiichi Tsuji 9 (h), 16 (m).

Achevé d'imprimer au Canada
en janvier 2004
sur les presses des Imprimeries Transcontinental Inc.,
division Imprimerie Interglobe